读经典　学养生

SHOU
QIN
YANG
LAO
XIN
SHU

寿亲养老新书

中国医药科技出版社

宋　陈直　原著

元　邹铉　增续

主　编

刘丹彤　张小勇

内容提要

本书博采老人养生众法，论及饮食调治、形证脉候、医药扶持、性气好嗜、宴处起居、贫富祸福、戒忌保护、四时养老、气功养生、药酒养生等方面，不仅记载了许多老人养生的经典方剂，对药物的种植、配置、服用方法也有详细介绍，并以长寿有德之人为榜，倡导"嘉言善行"。

本书为历代医家推崇，流传甚广，为养生必读著作，特别适合中医爱好者阅读学习。

图书在版编目（CIP）数据

寿亲养老新书 /（宋）陈直原著；（元）邹铉增续；刘丹彤，张小勇主编. — 北京：中国医药科技出版社，2017.7
（读经典 学养生）
ISBN 978-7-5067-9316-2

Ⅰ.①寿…　Ⅱ.①陈…　②邹…　③刘…　④张…　Ⅲ.①老年人–养生（中医）　Ⅳ.①R161.7

中国版本图书馆CIP数据核字(2017)第104959号

寿亲养老新书

美术编辑　陈君杞
版式设计　大隐设计

出版　中国医药科技出版社
地址　北京市海淀区文慧园北路甲 22 号
邮编　100082
电话　发行：010-62227427　邮购：010-62236938
网址　www.cmstp.com
规格　787×1092mm $\frac{1}{32}$
印张　8 $\frac{1}{2}$
字数　101 千字
版次　2017 年 7 月第 1 版
印次　2017 年 7 月第 1 次印刷
印刷　北京九天众诚印刷有限公司
经销　全国各地新华书店
书号　ISBN 978-7-5067-9316-2
定价　16.00 元

丛书编委会

主　审

翟双庆

主　编

张小勇　林　燕　李　建　刘丹彤　刘晓峰
张　戬　禄　颖　吴宇峰　张　聪　陈子杰

编　委

白俊杰　王红彬　寇馨云　牛逸群　李伊然
陈小愚　刘轶凡　史雨宸　温笑薇　贾思涵
宋慧荣　罗亚敏　杨学琴　李文静　常孟然
马淑芳　赵程博文

本书编委会

主　编
刘丹彤　张小勇

副主编
陈子杰　刘轶凡　史雨宸

出版者的话

　　中医养生学有着悠久的历史和丰富的内涵，是中华优秀文化的重要组成部分。随着人们物质文化生活水平的不断提高，广大民众越来越重视健康，越来越希望从中医养生文化中汲取对现实有帮助的营养。但中医学知识浩如烟海、博大精深，普通民众不知从何入手。为推广普及中医养生文化，系统挖掘整理中医养生典籍，我社精心策划了这套"读经典 学养生"丛书，从浩瀚的中医古籍中撷取20种有代表性、有影响、有价值的精品，希望能满足广大读者对养生、保健、益寿方面知识的需求和渴望。

　　为保证丛书质量，本次整理突出了以下特点：①力求原文准确，每种古籍均遴选精善底本，加以严谨校勘，为读者提供准确的原文；②每本书都撰写编写说明，介绍原著作者情况，该书主要内容、阅读价值及其版本情况；③正文按段落注释疑难字词、中医术语和各种文化常识，便于现代读者阅读理解；④每本书都配有精美插图，让读者在愉悦的审美体验中品读中医养生文化。

需要提醒广大读者的是，对古代养生著作中的内容我们也要有去粗取精、去伪存真的辩证认识。"读经典 学养生"丛书涉及大量的调养方剂和食疗方，其主要体现的是作者在当时历史条件下的养生方法，而中医讲究辨证论治、因人而异，因此，读者切不可盲目照搬，一定要咨询医生针对个体情况进行调养。

中医养生文化博大精深，中国医药科技出版社作为中央级专业出版社，愿以丰富的出版资源为普及中医药文化、提高民众健康素养尽一份社会责任，在此过程中，我们也期待读者诸君的帮助和指点。

中国医药科技出版社

2017 年 3 月

总序

养生（又称摄生、道生）一词最早见于《庄子》内篇。所谓生，就是生命、生存、生长之意；所谓养，即保养、调养、培养、补养、护养之意。养生就是根据生命发展的规律，通过养精神、调饮食、练形体、慎房事、适寒温等方法颐养身心、增强体质、预防疾病、保养身体，以达到延年益寿的目的。纵观历史，有很多养生经典著作及专论对于今天学习并普及中医养生知识，提升人民生活质量有着重要作用，值得进一步推广。

中医养生，源远流长，如成书于西汉中后期我国现存最早的医学典籍《黄帝内经》，把养生的理论和方法叫作"养生之道"。又如《素问·上古天真论》云："上古之人，其知道者，法于阴阳，和于术数，食饮有节，起居有常，不妄作劳，故能形与神俱，而尽终其天年，度百岁乃去。"此处的"道"，就是养生之道。

需要强调的是，能否健康长寿，不仅在于能否懂得养生之道，更为重要的是能否把养生之道贯彻应用到日常生活中去。

此后，历代养生家根据各自的实践，对于"养生之道"都有着深刻的体会，如唐代孙思邈精通道、佛之学，广集医、道、儒、佛诸家养生之说，并结合自己多年丰富的实践经验，在《千金要方》《千金翼方》两书中记载了大量的养生内容，其中既有"道林养性""房中补益""食养"等道家养生之说，也有"天竺国按摩法"等佛家养生功法。这些不仅丰富了养生内容，也使得诸家传统养生法得以流传于世，在我国养生发展史上，具有承前启后的作用。

宋金元时期，中医养生理论和养生方法日益丰富发展，出现了众多的养生专著，如宋代陈直撰《养老奉亲书》，元代邹铉在此书的基础上继增三卷，更名为《寿亲养老新书》，其特别强调了老年人的起居护理，指出老年之人，体力衰弱，动作多有不便，故对其起居作息、行动坐卧，都须合理安排，应当处处为老人提供便利条件，细心护养。在药物调治方面，老年人气色已衰，精神减耗，所以不能像对待年轻人那样施用峻猛方药。其他诸如周守忠的《养生类纂》、李鹏飞的《三元参赞延寿书》、王珪的《泰定养生主论》等，也均为养生学的发展做出了不同程度的贡献。

明清之际，先后出现了很多著名养生学家和专著，进一步丰富和完善了中医养生学的内容，如明代高濂的《遵生八笺》从气功角度提出了养心坐功法、养肝坐功法、养脾坐功法、养肺坐功法、养肾坐功法，又对心神调养、四时调摄、起居安乐、饮馔服食及药物保健等方面做了详细论述，极大丰富了调养五脏学说。清代尤乘在总结前人经验的基础上编著《寿世青编》一书，在调神、饮食、保精等方面提出了养心说、养肝说、养脾说、养肺说、养肾说，为五脏调养的完善做出了一定贡献。在这一时期，中医养生保健专著的撰辑和出版是养生学史的鼎盛时期，全面地发展了养生方法，使其更加具体实用。

综上所述，在中医理论指导下，先哲们的养生之道在静神、动形、固精、调气、食养及药饵等方面各有侧重，各有所长，从不同角度阐述了养生理论和方法，丰富了养生学的内容，强调形神共养、协调阴阳、顺应自然、饮食调养、谨慎起居、和调脏腑、通畅经络、节欲保精、益气调息、动静适宜等，使养生活动有章可循、有法可依。例如，饮食养生强调食养、食节、食忌、食禁等；药物保健则注意药养、药治、药忌、药禁等；传统的运动养生更是功种繁多，如动功有太极拳、八段锦、易筋经、五禽戏、保健功等，静功有放松功、内养功、强壮功、意气功、真气运行法等，动静结合功有空劲功、形神桩等。无论选学哪种功法，只要练功得法，持之以恒，都可收到健身防病、益寿延年之效。针灸、按摩、推拿、拔火罐等，也都方便易行，效果显著。诸如此类的方法不仅深受我国人民喜爱，而且远传世界各地，为全人类的保健事业做出了应有的贡献。

本套丛书选取了中医药学发展史上著名的养生专论或专著，加以句读和注解，其中节选的有《黄帝内经》《备急千金要方》《千金翼方》《闲情偶寄》《遵生八笺》《福寿丹书》，全选的有《摄生消息论》《修龄要指》《摄生三要》《老老恒言》《寿亲养老新书》《养生类要》《养生类纂》《养生秘旨》《养性延命录》《饮食须知》《寿世青编》《养生三要》《寿世传真》《食疗本草》。可以说，以上这些著作基本覆盖了中医养生学的内容，通过阅读，读者可以在品味古人养生精华的同时，培养适合自己的养生理念与方法。

当然，由于这些古代著作成书年代所限，其中难免有些糟粕或者不合时宜之处，还望读者甄别并正确对待。

翟双庆

2017 年 3 月

编写说明

　　《寿亲养老新书》为宋代陈直撰著，元代邹铉续增，初刊于元大德十一年（1307）。全书共四卷，卷一为北宋陈直所撰，题为《养老奉亲书》；卷二至卷四为元代邹铉续增，与陈直书合为一编，更名为《寿亲养老新书》。陈直，生平不详，仅知曾为承奉郎，于宋神宗元丰年间（1078～1085）为泰州兴化（今江苏省兴化县）县令。邹铉（铉或作鈘），字冰壑，晚号敬直老人，泰宁（今属福建）人。据黄应紫序称，邹氏曾官中都，又曾有"总管"之衔。但其仕履，已不能详考。该书是一部针对老年人养生保健、却病延年的养生专著，作者广摭老年人"食治之方，医药之法，摄养之道"，论述老人养生保健知识与方法，内容包括饮食调治、形证脉候、医药扶持、四时养老、食治养老、行住坐卧、

1

宴处起居等。书中对气功养生、食后将息法、养性、种植、药酒养生内容论述尤详，并倡导"嘉言善行"，弘扬慈爱之心。

陈氏所撰《养老奉亲书》，又名《寿亲养老书》《养老全书》，成书不晚于十一世纪中叶（1082年前后），分上、下两篇，上篇论老人常见内科病及耳目诸疾的食治方法，所列方法，多从《千金要方》《食疗心镜》《食疗本草》等书籍中选取，简便实用；下篇详论老人医药之法、摄养之道；篇末附有"简妙老人备急方"。邹铉续增更名后的《寿亲养老新书》，初刊于元成宗大德十一年（1307）。续增后的卷二分设保养、服药诸篇，并附妇儿食治诸方；卷三分设导引、养性诸篇；卷四集录古今名人的嘉言善行、诗词歌赋。

《寿亲养老新书》秉承《黄帝内经》《千金要方》的养生思想，说理明晰，深入浅出，药食并举，尤重食疗，选方实用，简便易行，流传甚广，是不可多得的养生专著，在养生保健学及老年病学领域占有重要的地位，为历代医家、养生家所推崇，为养生必读之作。全书

2

分为原文和注释两部分，原文以文渊阁《四库全书》所收录的《养老寿亲新书》版本为底本，将原著中卷一、卷二及卷三部分与养生保健关系密切的内容进行注释。

编者
2017 年 2 月

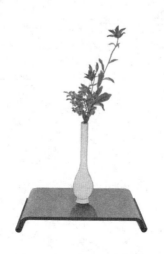

序
钦定四库全
书寿亲养老
新书提要

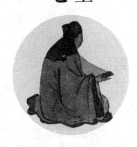

　　臣等谨案。寿亲养老新书四卷，第一卷为
宋陈直撰，本名《养老奉亲书》。第二卷以后
则元大德中泰宁邹铉所续增，与直书合为一编，
更题今名。直于元丰时为泰州兴化令。《文献
通考》载有直所著《奉亲养老书》一卷，而此
本则题曰《养老奉亲书》，其文互异。然此本
为至正中浙江刊本，犹据旧帙翻雕①，不应标
题有误，盖《通考》传写倒置也。铉号冰壑，
又号敬直老人。书中称其曾祖曰南谷，叔祖曰
朴庵。以《福建通志》考之，南谷为宋参知政
事应龙，朴庵为宋江西提刑应博，皆有名于时。
据周应紫序，称为总管邹君，又称其官中都时，
则铉亦曾登仕版者，特《通志》不载其仕履，

1

不可详考矣。直书自饮食调治至简妙老人备急方，分为十五篇，二百三十三条，节宣之法甚备。明高濂作《尊生八笺》，其《四时调摄笺》所录诸药品，大抵本于是书。铉所续者，前一卷为古今嘉言善行七十二事，后两卷则凡寝兴器服[2]及饘粥药石[3]之宜，更为赅具[4]，而附以妇人小儿良治诸方，凡二百五十六条。其中如祝寿诗词，连篇加载，不免失于冗杂。又叙述闲适之趣，往往词意纤仄[5]，采掇琐碎。明季清言小品，实亦滥觞[6]于此。然征引方药，类多奇秘，于高年颐养之法，不无小补，固为人子者所宜究心也。

乾隆四十六年十二月恭校上

总纂官 臣纪昀 臣陆锡熊 臣孙士毅

总校官 臣陆费墀

注

① 旧帙翻雕：指旧时的版本。旧帙，旧书。翻雕，翻刻，翻印。

② 寝兴器服：睡眠起居，用具服饰。寝兴，睡下和起床。

③ 饘（zhān）粥：稀饭。稠者称，稀者称粥。后以饘粥作为稀饭的统称。药石：药剂和砭石。泛指药物。

④ 赅具：完备具体。赅，完备。

⑤ 纤仄（xiān）：指琐碎繁杂。纤，通"纤"，细小；仄，狭窄。

⑥ 滥觞：犹泛滥；过分。

寿亲养老新书原序

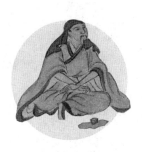

　　寿亲养老之事，著于诸儒记礼之书备矣①。然自后世观之，则犹有未备焉者何也？二帝三王之世②，风气浑沦③，人生其间，性质醇厚④，故能平血气于未定方刚之际，全筋力于欲衰将老之时。人子之爱其亲，因其康强，加以奉养，为之安其寝处，时其旨甘，娱其耳目心志，即可使之燕佚。怡愉⑤全生而益寿⑥，则礼经所载，谓之备可矣。后世太朴日漓⑦，真元日散，七情为沴⑧，六气乘之⑨，壮或夭伤，老宜尪弱⑩，孝子慈孙，服勤左右，寝膳调娱之外，尤不能不唯疾之忧，而求之礼经，则不过曰："痛痒抑搔而已⑪。"若秦越人有过雒之所为医⑫，曾未见之省录⑬，顾得谓之备欤

注

①《记》：指《礼记》，是研究中国古代社会情况、典章制度和儒家思想的重要著作；《礼》：指《仪礼》，为儒家十三经之一，记载周代的各种礼仪。

②二帝三王之世：指远古时期。二帝：唐尧、虞舜。三王：夏禹、商汤、周文王。

③浑沦：自然、质朴。

④醇厚：同"淳厚"。淳朴厚道。

⑤燕佚：燕，安宁；佚，同"逸"，安逸。怡愉：喜悦，快乐。

⑥全生：保全生命。

⑦太朴：原始质朴。漓：浅薄。

⑧七情：人情志活动的统称，包括喜、怒、忧、思、悲、恐、惊七种情志变化。七情是人体对外界客观事物的不同反映，是正常的生命活动。但在突然、强烈或长期的情志刺激下，超越了机体自我调适的能力，就会导致脏腑气血功能紊乱，导致疾病发生。

⑨六气：风、寒、暑、湿、燥、火六种自然界中的正常气候。当六气太过、不及或不应时，是机体调适不及，就成为致病的邪气，称为"六淫"。

⑩尪（wāng）弱：瘦弱，衰弱。

⑪抑搔：按摩抓搔。

⑫秦越人：指扁鹊（公元前407～前310），姬姓，秦氏，名越人，战国时期著名医家。勃海郡郑（今河北任丘）人，一说为齐国卢邑（今山东长清）人。因其医术高超，被认为是神医，故当时人们借用上古神话黄帝时神医"扁鹊"的名号称呼他。

⑬省（xǐng）录：观察记录。

孝哉，陈令尹乃能缉是书于千数百年之后，而特详于医药治疗之方。凡为四时调摄，食治备急合二百三十有三焉，斯亦备矣。吾樵卿乡先哲太师文靖邹公之曾孙，敬直翁铉，推老老亲亲之念①，绅绎是书有年②，犹恨其说之未备也。则又广集修嘉言懿行③，奇事异闻，与夫药石④、膳馐、器服之宜，于佚老者厘为三卷⑤，而方论所述，愈益精详，是书始大备。

注

①老老亲亲：敬老爱老。老老，以敬老之道侍奉老人。亲亲，爱自己的亲人

②绅（chōu）绎：引出端绪。引申为研究、阐述。

③嘉言懿行：又作"嘉言善行"。常指有益的言论和高尚的行为。嘉、懿，美，好的意思。

④药石：药剂和砭石。泛指药物。

⑤厘：整理。

吾闻乔木故家①，寿基世积。翁之高祖②、叔祖、二母夫人，皆年过九十，备极荣养今翁亦稀年矣。桂子兰孙③，盈庭戏彩④，青山流水，竹色花香，鸠杖鹦杯⑤，苍颜玄鬓，见者谓不老地行仙⑥，盖是书验于公家久矣。兹复不私其验，绣诸梓而公之，且拳拳导夫人以自养之说，夫能知自养之养，而后能安享子孙之养，此吾于读书重叹翁用心之仁也。仁者必寿，由是八十

而师，九十而相，百岁而定律令，百世而与咨谋，衍而为商大夫之八百。曾元而下⑦，家庆一堂，是书之验，将千岁之日至而未止也。《诗》曰：永锡尔类⑧。又曰：永锡难老⑨。请为翁三诵之。

时大德丁未中元，樵西麓苑彻孙序。

注

①乔木故家：指世家的人才、器物必定出众。

②高祖：曾祖父的父亲。叔祖：父亲的叔父。

③桂子兰孙：对人子孙的美称。

④戏彩：指春秋末楚国老莱子穿五彩衣为婴儿状以娱父母之事。后指子女孝敬父母。

⑤鸠杖：又称鸠杖首。所谓"鸠杖"就是在手杖的扶手处做成一只斑鸠鸟的形状。鸠杖在先秦时期是长者地位的象征，汉代更是以拥有皇帝所赐鸠杖为荣。传说鸠为不噎之鸟，刻鸠纹于杖头，可望老者食时防噎。《汉书·礼仪志中》："玉仗，长九尺，端以鸠鸟为饰。鸠者不噎之鸟也，欲老人不噎。"

⑥地行仙：源于佛典《楞严经》中一种长寿的神仙，后喻高寿或隐逸闲适之人，又比喻远行的人。

⑦曾元：指曾孙玄孙。元，同"玄"，因避康熙皇帝玄烨讳而改作"元"。

⑧永锡尔类：出自《诗经·大雅·既醉》："孝子不匮永锡尔类。"指孝顺的子子孙孙层出不穷，上天会恩赐福祉给孝顺的人。锡，通"赐"，赐予。

⑨永锡难老：出自《诗经·鲁颂·泮水》，既饮旨酒，永锡难老。锡通"赐"。指希望永远也不会老。

黄应紫序

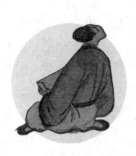

　　堂上慈亲八十余，阶前儿辈戏相呼。旨甘取足随丰俭，此乐人间更有无。康节翁诗。先人怡轩居士，奉八十有三之母，大书屏间，时应紫方垂髫也[①]。既壮，挟册从宜春通守邹爱，宦游爱山，爱其母施及塾宾所至。令应紫侍七衮之母以行，咸淳庚午，寓上杭县斋，汀守刘审轩刊吕东莱《辨志录》，应紫与寓目焉。中间二则载春夏奉亲事，注云：《养老奉亲书》，于是方知此书之名。越二载壬申，至宜春遍求于袁吉文献故家，咸无焉。自后司马倦游意谓此书不可复得矣。阅三十有余载，大德已巳春，总管冰壑邹君缄其书视余，余手之不释，如获随珠和璧之宝；口之不置，如聆虞韶商護之音②。已不胜其欣喜，未几复以其《续编》，来示命名《寿亲养老新书》，其中嘉言懿行，雅事奇方，前书所未有者，灿然毕备，又何如其喜也。君自吾杉迁樵南，重作文靖公故宅，楼居高明，剩有园池、亭馆之胜，经史图书，琴祺觞咏，款亲友于玉壶中。诸郎诸孙，珠联玉立，善能承顺其志，怡悦其心，允谓人间至乐。湖山院落，云月为家。四时佳，自有痴乐堂。樵南小隐二记新书锓梓③，抑使世之养老奉亲者，同有此乐焉，锡类之仁远矣。应紫虽不获再遂寸草春晖之志，而亦不忘于老莱斑衣④之思。君昔官中都时，曾遇异人，授以怡神养性之旨，故续书多述老人之所以自养者，应紫之志喜，盖充然有得于斯。鹏鹖同游，亦惟曰：各安其分云尔。是年冬至节日，同郡泰宁玉腮黄应紫德夫敬书。

注

①髫（tiáo）：古时汉族儿童不束发，头发下垂，因以"垂髫"指儿童。

②虞韶商護（hù）之音：指高雅动听的音乐。虞韶，谓虞舜时的《韶》乐。商護，中国商汤时的一种乐曲。

③锓（qǐn）梓：刻板印刷。书板多用梓木，故称。

④老莱斑衣：《钓金龟》："周老莱子，至孝，奉二亲，极其甘脆，行年七十，言不称老。常著五色斑斓

之衣，为婴儿戏于亲侧。又尝取水上堂，诈跌卧地，作婴儿啼，以娱亲意。"

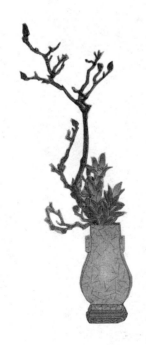

张载序

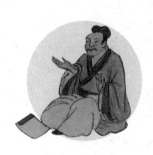

　　余家藏旧有《养老奉亲书》，其言老人食
治之方、医药之法、摄养之道，靡所不载。余
仿之以奉吾母范阳郡太夫人李氏，食饮起居，
咸得其宜，寿高八旬而甚康健，则此书有益于
人子大矣。然岁月既深，然岁月既深，卷舒之又，
字画模糊，编简脱落，惧后之览者不得其说，
思获善本书而新之，以贻后人。求之数载弗果得，
每郁郁以为欠事。至正辛巳夏五，余叨承朝命，
备员浙东宪使，访诸婺郡详教授李子贞，得《寿
亲养老书》，睹其篇帙节目，比余旧本尤加详备，
昔之郁郁者，一旦豁然矣。因自念曰：与其得
之难，孰若传之广。遂命工锓梓于学宫，庶天

下后世，皆得观览，以尽事亲之道云。至正壬午中秋，范阳张士弘载拜书。

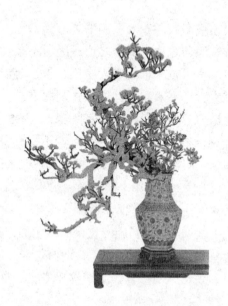

目录

卷
一

读经典学养生
寿亲养老新书

SHOU
QIN
YANG
LAO
XIN
SHU

卷
一

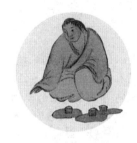

饮食调治第一

主身者神①，养气者精②，益精者气③，资气者食。食者，生民之天，活人之本也。故饮食进则谷气充，谷气充则气血盛，气血盛则筋力强。故脾胃者，五脏之宗也。四脏之气，皆禀于脾，故四时皆以胃气为本。《生气通天论》④云："气味辛甘发散为阳，酸苦涌泄为阴。"是以一身之中，阴阳运用，五行相生⑤，莫不由于饮食也。若少年之人，真元气壮⑥。或失于饥饱，食于生冷，以根本强盛，未易为患。其高年之人，真气耗竭，五脏衰弱，全仰饮食以资气血。若生冷无节，饥饱失宜，调停无度⑦，动成疾患。

寿亲养老新书

读经典 学养生

SHOU
QIN
YANG
LAO
XIN
SHU

卷
一

凡人疾病，未有不因八邪而感。所谓八邪者，风、寒、暑、湿、饥、饱、劳、逸也。为人子者，得不慎之。若有疾患，且先详食医之法，审其疾状，以食疗之。食疗未愈，然后命药，贵不伤其脏腑也。

注

①神："神"是人体生命活动的体现。

②精："精"是人体生命活动的基础。

③气："气"是人体生命活动的动力。精、气、神三者，中医称为三宝，认为它们是可分不可离的。精可化气，气可化精，精气生神，精气养神，而神则统驭精与气。只有当三者和谐稳定时，人才能保持健康。

④《生气通天论》：是《黄帝内经·素问》的第三篇。本篇主要论述人的生命活动与自然界息息相通的道理。生气通天，人的生命活动与自然界息息相通。但该段引文并非出自本篇，而是出自该书的《阴阳应象大论》。

⑤五行：金、木、水、火、土五种物质的运动变化。中医学的五行是对五种不同自然属性的抽象概括：凡具有生长、升发、条达舒畅等作用或性质的事物，均归属于木；具有温热、升腾作用或性质的事物，均归属于火；具有承载、生化、受纳作用的事物，均归属于土；具有清洁、肃降、收敛等作用的事物，均归属于金；具有寒凉、滋润、向下运行的事物，均归属于水。五行学说用五行之间的生、克关系来阐释事物之间的相互关系，认为任何事物都不是孤立、静止的，而是在不断的相生、相克的运

动中维持协调平衡。

⑥真元：指人体的真元之气。是肾所藏之元气。肾位于下焦，故又称下元。真元是人体生命活动最基本、最重要的物质，是人体生命活动的原动力。

⑦调停：调摄养息。

凡百饮食，必在人子躬亲调治，无纵婢使慢其所食。老人之食，大抵宜其温热熟软，忌其黏硬生冷。每日晨朝，宜以醇酒先进平补下元药一服①，女人则平补血海药一服②，无燥热者良。寻以猪、羊肾粟米粥一杯压之，五味、葱、薤③、鹑臛④等粥皆可。至辰时⑤，服人参平胃散一服⑥，然后次第以顺四时软熟饮食进之。食后引行一二百步，令运动消散。临卧时，进化痰利膈人参半夏丸一服⑦。尊年之人⑧，不可顿饱，但频频与食，使脾胃易化，谷气长存。若顿令饱食，则多伤满，缘衰老人肠胃虚薄，不能消纳，故成疾患。为人子者，深宜体悉，此养老人之大要也。日止可进前药三服，不可多饵。如无疾患，亦不须服药，但只调停饮食，自然无恙矣。

注

①平补下元药：指药性平和、补养真元的药物。下元是指下焦的元气，包括元阴、元阳之气。它发源于肾，藏于丹田。下元药是指滋补肾阴、温补肾阳的药物。人体的衰老，是阴阳修炼亏虚的过程，

读经典学养生

寿亲养老新书

SHOU
QIN
YANG
LAO
XIN
SHU

卷一

所以补养真元，需要平补阴阳。

②平补血海药：指药性平和，补养血海的药物。血海，即冲脉。女子以血为本，冲脉气血充盛，脏腑功能才能正常。气为血之帅，血为气之母，补养血海，需要补血不壅滞，益气以生血，使气血冲和。

③薤（xiè）：又称小蒜、薤白头、野蒜、野韭等。薤味辛，性温，入心、肝、肺经。有健脾开胃，温中通阴，舒筋益气，通神安魂，散瘀止痛等功效。

④鹠臂（lǔ）：鹌鹑肉。有平补五脏，益气，实筋骨，调理寒热的功效。臂，肉。

⑤辰时：早上七至九时。

⑥人参平胃散：本书中未载。据《医学集成》卷二载：人参、茯苓、陈皮、青皮、桑皮、地骨皮、黄芩、天冬、知母、五味子、甘草、生姜。

⑦人参半夏丸：见本书《四时养老总序第八·四时通用男女老人方》。

⑧尊年：高年。

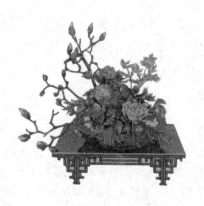

形证脉候第二

《上古天真论》^①曰：女子之数七，丈夫
之数八。女子七七四十九，任脉虚^②，冲脉衰^③，
天癸竭^④，地道不通^⑤。丈夫八八六十四，五脏
皆衰，筋骨解堕^⑥，精气尽，脉弱形枯。女子
过六十之期，丈夫逾七十之年，越天常数^⑦。
上寿之人，若衣食丰备，子孙勤养，承顺慈亲，
恭行孝道，能调其饮食，适其寒温，上合神灵^⑧，
下契人理^⑨。此顺天之道也。

注

①《上古天真论》出自《黄帝内经·素问》第一篇，
是黄帝与歧伯探讨健康与长寿的对话。本篇是《黄
帝内经》的总纲领，是养生理论的精髓。

②任脉：人体奇经八脉之一。任脉行于胸腹正中，
上抵颏部。任脉被称为"阴脉之海"，具有调节
全身诸阴经经气的作用。

③冲脉：人体奇经八脉之一。冲脉起于胞中，能调
整十二经气血，故有"十二经之海""五脏六腑之海"
和"血海"之称。

④天癸：人体肾气充盛，产生的促进生殖功能发育、
成熟、旺盛的精微物质。天，先天；癸，阴水。

⑤地道不通：指月经停止。地道，月经通行之道。

⑥解（xiè）堕：怠惰无力。解，通"懈"。堕，
通"惰"。

⑦越天常数：超越了自然所赋予人的正常寿数。

⑧上合神灵：指顺应天地自然的规律。

读经典学养生 寿亲养老新书

SHOU
QIN
YANG
LAO
XIN
SHU

卷一

⑨下契人理：指行为与人类社会的道德和情感相合。

　　高年之人，形羸气弱①，理自当然。其
丈夫、女子年逾七十，面色红润，形气康强，
饮食不退，尚多秘热者，此常理哉？且年老之
人，痿瘁为常，今反此者，非真阳血海气壮也。
但诊左右手脉，须大紧数，此老人延永之兆
也。老人真气已衰，此得虚阳气盛充于肌体②，
则两手脉大，饮食倍进，双脸常红，精神强健，
此皆虚阳气所助也。虽时有烦躁膈热，大腑
秘结③，但随时以常平汤药微微消解，三五日
间自然平复。常得虚阳气存，自然饮食得进，
此天假其寿也，切不得为有小热频用转泻通利
苦冷之药疏解。若虚阳气退，复归真体④，则
形气尫羸⑤，脏腑衰弱，多生冷疾，无由补复。
若是从来无虚阳之气，一向惫乏之人，全在斟
酌汤剂，常加温补调停，饘粥以为养治⑥，此
养老之先也。

①羸（léi）：虚弱，衰微。
②虚阳：指老年人所有的一种特殊阳气。这种虚阳
　之气，既有真阳的温煦、推动能力，又能产生病
　理性的虚热之象。不同于浮越之虚阳。
③大腑：指六腑中的大肠。
④真体：原本的身体状态。真，原本。

⑤尪羸：虚衰瘦弱。

⑥饘（zhān）粥：稀饭，稠者称饘，稀者称粥。后以饘粥作为稀饭的统称。

医药扶持第三

常见世人治高年之人疾患，将同年少，乱投汤药，妄行针灸，以攻其疾，务欲速愈。殊不知上寿之人，血气已衰，精神减耗，危若风烛，百疾易攻。至于视听不至聪明，手足举动不随；其身体劳倦，头目昏眩，风气不顺①，宿疾时发；或秘或泄，或冷或热，此皆老人之常态也。不顺治之，紧用针药，务求痊瘥②，往往因此别致危殆。且攻病之药，或吐或汗③，或解或利④。缘衰老之人，不同年少真气壮盛，虽汗吐转利，未至危困。其老弱之人，若汗之，则阳气泄。吐之，则胃气逆；泻之，则元气脱，立致不虞⑤。此养老之大忌也。

大体老人药饵，止是扶持之法。只可用温平顺气⑥，进食补虚、中和之药治之，不可用市肆赎买、他人惠送、不知方味及野狼虎之药⑦与之服饵，切宜审详。若身有宿疾，或时发动，则随其疾状，用中和汤药顺，三朝五日，自然无事。然后调停饮食，根据食医之法，随食性变馔治之。此最为良也。

注

①风气不顺：不能顺应自然环境和气候的变化。风气，风土气候。

②瘥（chài）：病愈。

③或吐或汗：用吐法或者汗法。吐，指吐法。使用能引起呕吐的药剂或物理刺激手段使人体咽喉、胸膈、胃脘间的痰涎、宿食或有害毒物通过呕吐排出。汗，指汗法。使用具有发汗作用的药剂或者其他物理上的处理，使患者腠理开泄，促其发汗，使邪随汗解，借以达到治疗目的。

④或解或利：用疏解法或泻下、利尿法。解，指疏解法。如用药物疏通气血，疏散泄气，通导二便等。利，指泻下、利尿法。泻下法，是运用泻下作用的方药，通过泻下大便，以攻逐体内食、痰、血、湿、水等的治疗大法。利尿法，指通过通利小便，来引导体内水湿、湿热等病邪外出。以上诸法，如汗、吐、利等，皆容易伤及人身阳气阴津。

⑤不虞：出乎意料的事。此处指病情恶化等情况。

⑥温平，温和平淡。顺气，顺畅气机。中和，中正平和。

⑦狼虎之药：指药性峻烈、作用迅猛或具有毒性、容易伤及正气的药物。

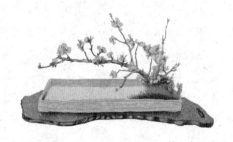

性气好嗜第四

眉寿之人①，形气虽衰，心亦自壮②，但不能随时、人、事，遂其所欲。虽居处温给，亦常不足，故多咨煎背执③，等闲喜怒④，性气不定。止如小儿，全在承顺颜色⑤，随其所欲，严戒婢使子孙，不令违背。若愤怒一作，血气虚弱，中气不顺⑥，因而饮食，便成疾患。深宜体悉⑦。

注

①眉寿：指长寿。因人年老后有豪眉秀出，故以此指代长寿。

②心：心思，愿望，抱负。

③咨煎背执：唉声叹气，焦虑逆反，固执任性。咨，叹气声。煎，煎熬。背，逆反。执，固执任性。

④等闲：平白无故，无端的。

⑤承顺颜色：顺着他的意愿脸色行事。

⑥中气：即脾胃之气。

⑦体悉：体恤，了解。

常令人随侍左右，不可令孤坐独寝；缘老人孤僻，易于伤感。才觉孤寂，便生郁闷。养老之法，凡人平生为性，各有好嗜之事，见即喜之。有好书画者，有好琴棋者，有好赌扑者①，有好珍奇者，有好禽鸟者，有好古物者，有好佛事者，有好丹灶者②。人之僻好，不能备举。

读经典 学养生 寿亲养老新书

SHOU
QIN
YANG
LAO
XIN
SHU

卷一

但以其平生偏嗜之物，时为寻求，择其精纯者，布于左右，使其喜爱玩悦不已，老人衰倦，无所用心。若只令守家孤坐，自成滞闷③。今见所好之物，自然用心于物上，日日看承戏玩④，自以为乐；虽有劳倦，咨煎性气，自然减可。

注

① 赌扑：博彩游戏。扑指扑买、扑卖，宋元时期的一种博彩游戏，类似赌博。

② 丹灶：古代道家炼丹的炉灶。此处泛指道家炼丹术及道家思想。

③ 滞闷：因无法宣泄情绪而郁闷。滞，滞塞，不能宣泄。

④ 承：护持，照顾。

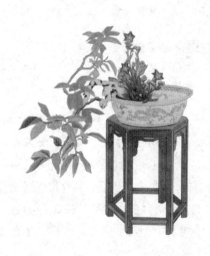

宴处起居第五

　　凡人衰晚之年，心力倦怠，精神耗短，百事懒于施为，盖气血筋力之使然也[1]。全藉子孙孝养，竭力将护[2]，以免非横之虞[3]。凡行住坐卧，宴处起居[4]，皆须巧立制度，以助娱乐。

　　栖息之室，必常洁雅。夏则虚敞，冬则温密。其裀褥床榻，不须高广。比常之制，三分减一。低，则易于升降；狭，则不容漫风。裀褥厚藉[5]，务在软平；三面设屏，以防风冷。其枕，宜用夹熟色帛为之[6]，实以菊花，制在低长：低，则寝无罅风[7]；长则转不落枕。其所坐椅，宜作矮禅床样[8]，坐可垂足履地，易于兴居。左右置栏，面前设几，缘老人多困坐则成眠，有所栏围，免闪侧之伤[9]。

①筋力：指体力。
②将护：护理，守护照料。
③以免非横之虞：以防范意外灾病的发生。
④宴处起居：居住的地方和日常生活作息。宴处，安居，或指安居的地方。
⑤裀（yīn）褥：坐卧的器具。裀，同“茵”，褥子，床垫。藉（jiè），垫在下面。
⑥夹熟色帛为之：用双层精致而有色彩的丝帛制成。
⑦罅（xià）风：从缝隙中吹来的风。此指枕头与头颈之间的缝隙。

读经典学养生
寿亲养老新书

SHOU
QIN
YANG
LAO
XIN
SHU

卷一

⑧禅床：形状如小方桌，上有软垫，供僧人打坐用。

⑨闪侧之伤：身体猛然晃动或向两边歪斜，因动作过猛，伤及筋骨、肌肉。

其衣服制度，不须宽长。长，则多有蹴绊①；宽，则衣服不着身。缘老人骨肉疏冷，风寒易中，若窄衣贴身，暖气着体，自然血气流利，四肢和畅。虽遇盛夏，亦不可令袒露。其颈后连项，常用紫软夹帛，自颈后巾帻中垂下着肉，入衣领中，至背甲间，以护腠理。尊年人肌肉瘦怯，腠理开疏②，若风伤腠中，便成大患。深宜慎之。

注

①蹴（cù）绊：行走时被衣服缠住腿脚。蹴，踏，走路。

②腠（còu）理：泛指皮肤、肌肉、脏腑的纹理及其间的间隙。腠理致密则外邪难犯，疏松则易感邪。

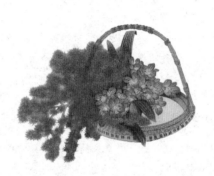

贫富祸福第六

《经》曰：自天子至于庶人[1]，孝无终始，而患不及者，未之有也。人子以纯孝之心，竭力事亲，无终始不及之理。惟供养之有浓薄，由贫富之有分限。人居富贵，有浓于己而薄于亲者，人所不录，天所不容，虽处富贵而即贫贱也；人虽居贫贱，能约于己而丰于亲者，人所推仰，天所助与，虽处贫贱而即富贵也。作善，降之百祥；作不善，降之百殃。善，莫大于孝，孝感于天，故天与之福，所以虽贫贱而即富贵也；罪，莫大于不孝，不孝感于天，故天与之祸，所以虽富贵而即贫贱也。善恶之报，其犹影响，为人子者，可不信乎？

奉亲之道，亦不在日用三牲[2]，但能承顺父母颜色，尽其孝心，随其所有，此顺天之理也。其温厚之家[3]，不可慢于老者。尽根据养老之方，励力行之。其贫下阙乏之家，养老之法，虽有奉行之心，而无奉行之力者，但随家丰俭，竭力于亲，约礼设具[4]，使老者知其罄力事奉而止。将见孝心感格，阴灵默佑，如姜诗之跃鲤[5]，孟宗之泣笋[6]，无非孝感所致。此行孝之验也！

虑孝子顺孙，有窘乏不能根据此法者，意有不足，故立此贫富祸福之说以齐之。

读经典 学养生
寿亲养老新书

SHOU
QIN
YANG
LAO
XIN
SHU

卷
一

寿亲养老新书

读经典 学养生

SHOU
QIN
YANG
LAO
XIN
SHU

注

①庶（shù）人：泛指平民百姓。

②日用三牲：指每天用猪、牛、羊奉养。

③温厚：富足。

④约礼设具：生活节俭，厚待老人，

⑤姜诗之跃鲤：《二十四孝》："姜诗，事母至孝。
妻庞氏，奉姑尤谨。母性好饮江水，妻汲而奉之。
母更嗜鱼脍，夫妇作而进之，召邻母共食。舍侧
忽有涌泉，味如江水。日跃双鲤，诗取以供母。"

⑥孟宗之泣笋：《楚国先贤传》：（孟）宗母嗜笋，
冬节将至。时笋尚未生，宗入竹林哀叹，而笋为
之出，得以供母，皆以为至孝之所致感。"

戒忌保护第七

人，万物中一物也，不能逃天地之数①。
若天癸数穷，则精血耗竭，神气浮弱，返同小
儿，全假将护以助衰晚。

若遇水火、兵寇、非横惊怖之事②，必先
扶持老人于安稳处避之，不可喧忙惊动。尊年
之人，一遭大惊，便致冒昧③，因生余疾。凡
丧葬凶祸，不可令吊④；疾病危困，不可令惊；
悲哀忧愁，不可令人预报；秽恶臭败，不可令食；
黏硬毒物，不可令餐；敝漏卑湿⑤，不可令居；
卒风暴寒，不可令冒；烦暑燠热⑥，不可令中；
动作行步，不可令劳；暮夜之食，不可令饱；
阴雾晦暝⑦，不可令饥；假借鞍马，不可令乘；

偏僻药饵，不可令服；废宅欹宇，不可令入；坟园荒墓，不可令游；危险之地，不可令行；洄渊之水，不可令渡；暗昧之室，不可令孤；凶祸远报，不可令知；轻薄婢使，不可令亲；家缘冗事，不可令管。

若此事类颇多，不克备举。但人子悉意深虑，过为之防，稍有不便于老人者，皆宜忌之，以保长年。常宜游息精蓝^⑨，崇尚佛事，使神识趣向，一归善道。此养老之奇术也。

注

①天地之数：指自然界赋予人类的寿命大限。

②非横：非灾横祸。指意外的、平白无故的灾祸。

③冒昧：指恍恍惚惚，神志不清。

④吊：祭奠死者，慰问人家，参加丧葬活动。

⑤敝：残破的。卑：地势低下。

⑥燠（yù）：暖，热。

⑦晦暝：昏暗，阴沉。

⑧欹（qī）宇：歪斜将倒的房屋。欹，歪斜，倾倒。宇，泛指房屋。

⑨精蓝：佛寺，僧舍。

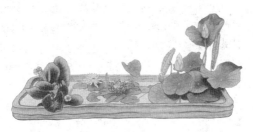

四时养老总序第八

《四气调神论》曰[1]：阴阳四时者[2]，万物之终始，死生之本也。逆之则灾害生，从之则苛疾不起，是谓得道。春温以生之，夏热以长之，秋凉以收之，冬寒以藏之，若气反于时[3]，则为疾疠，此天之常道也，顺之则生，逆之则病。《经》曰："观天之道，执天之行，尽矣。"

人若能执天道生杀之理[4]，法四时运用而行，自然疾病不生，长年可保。

其黄发之人[5]，五脏气虚，精神耗竭，若稍失节宣，即动成危瘵[6]。盖老人倦惰，不能自调，在人资养，以延遐算[7]。为人子者，深宜察其寒温，审其饐药[8]。根据四时摄养之方，顺五行休旺之气[9]，恭恪奉亲，慎无懈怠。今集老人四时通用备疾药法，具陈于下。此方多用寒药，盖北人所宜。凡用药者，宜参处之。

注

①《四气调神论》：即《黄帝内经·素问·四气调神大论》。主要论述人体应顺从四时气候的变化来调摄精神活动。

②阴阳四时者：四时，春、夏、秋、冬四季。春夏属阳，秋冬属阴。

③气反于时：四时的生、长、收、藏变化，违背了正常规律。

寿亲养老新书　读经典　学养生

SHOU
QIN
YANG
LAO
XIN
SHU

卷一

④执天道生杀之理：掌握了自然界的阳生阴长、阳
　杀阴藏规律。

⑤黄发之人：老人头发由白转黄，是旧时长寿的象征。
　后常代指老人。

⑥瘵（zhài）：疾病。

⑦遐算：寿数。遐，年龄，老年人高寿的敬语。

⑧饘（zhān）药：膳食及用药。饘，稠粥，此处泛
　指膳食。

⑨休旺之气：四时五行消长的气候变化规律。

四时通用男女老人方

治老人风热上攻，头旋运闷①，喜卧怔悸②，
起即欲倒，背急身强③，**旋覆花散**。女人通用

　旋覆花半两　前胡一两　麦门冬一两，去
心④　蔓荆子半两　白术二分　枳壳二分，去瓤，
麸炒⑤　甘菊花三分　半夏半两，姜汁煮⑥　防风
半两　大黄虚人者用石膏　独活半两　甘草半两

　上为末，每服三钱，水一中盏⑦，入姜半分，
同煎至六分，去滓温服，不计时候。

①运：通"晕"，眩晕。

②怔悸：怔忡惊悸，泛指心悸，即心中动悸不宁。
　怔忡与情志刺激无关，常自觉心中悸动。惊悸多
　因惊恐、恼怒诱发心悸。

③背急身强（jiàng）：项背痉挛拘急，身体强直僵硬、
　不柔韧。

④去心：中药炮制方法。净选药材，分选药用部位。

17

寿亲养老新书

读经典 学养生

SHOU
QIN
YANG
LAO
XIN
SHU

卷一

因麦冬心"令人闷"(《神农本草经集注》），
故去之。

⑤麸（fū）炒：指将净制或切制后的药物用一定量
的麦麸加以拌炒的炮制方法。麦麸味甘性寒，能
和中益脾，可加强受炮制药物的健脾作用。麸炒
的目的，一是为增强疗效，二是缓和药物的燥性，
三是矫臭去异味。

⑥姜汁煮：半夏有毒，生姜反制其毒性。故以姜汁
煮半夏去其毒性。

⑦盏：浅而小的杯子。

　　老人补壮筋骨，治风走疰疼痛①，并风气
上攻下疰，**羌活丸**

　　羌活　牛膝酒浴过，焙干②　川楝子　白附
子　舶上茴香③　黄芪去皮④，锉⑤　青盐　巴戟
去心　黑附子炮裂⑥，去皮脐　沙苑　白蒺藜

　　上件等分，一处捣罗为末⑦，酒煮，面糊
为丸，如梧桐子大，每服十丸，空心、临卧盐
汤下⑧，看老少加减服。

⊙注

①走疰（zhù）：亦称走注，风痹的别称，因风寒湿
侵袭而引起的肢节疼痛或麻木的病症。称"行痹"
或"周痹"，俗称"走注"，痹证类型之一，具
有流窜攻注、病痛游走不定的特点。

②焙干：利用容器，用小火去除药材潮气的一种烘
干方式。因很多药材干制不能接触金属，故常用
瓦片、砂锅等作为容器。

读经典学养生

寿亲养老新书

SHOU
QIN
YANG
LAO
XIN
SHU

卷
一

③舶上茴香：指茴香。因茴香古代为舶来品，故名。

④去皮：是净选与分选药用部位的炮制方法，去除非药用部位的药材根皮、茎皮等。

⑤锉：一种早期的炮制方法。将药物锉碎，后多改作切制。

⑥炮裂：把净制的生药放在容器里持续加热，不断翻动、搅拌，使其焦黄爆裂的一种炮制方法。附子有毒，炮裂可减其毒性。

⑦捣罗为末：用罗筛东西。

⑧空心：空腹。临卧：临睡。

老人和脾胃气，进饮食，止痰逆，疗腹痛气，调中，**木香人参散**男子女人通用方

木香半两　人参去芦头①，半两　茯苓去黑皮②，一分　白术半两，微炒　肉豆蔻去皮，一分　枇杷叶去毛③，一分　厚朴去粗皮，用姜汁制　丁香半两　藿香叶一分　甘草半两炙　干姜半两炮　陈皮半两，汤浸去瓤

上件一十二味，修事了④，秤分两，捣罗为末，每服二钱，水一盏，入生姜钱一片，枣二枚，同煎至六分，去滓温服。此药老人常服合吃。

①去芦头：多认为人参芦头有涌吐作用，炮制时应去除。

②去黑皮：茯苓的外围黑皮是别用部位，药材称为茯苓皮，功专利水消肿，用法与茯苓有别，应去之。

③去毛：是净选与分选药用部位的炮制方法，去毛，

目的是去除其能引起毒副反应的部位。

④事：中药炮制的古称。

老人和脾胃气，治胸膈痃闷[①]，心腹刺痛，不思饮食，**枳壳木香散**。男子女人通用此方

木香一两　神曲杵末炒，四两　京三棱四两，炮　青橘皮去瓤，三两　甘草三两，炮　益智去皮，三两　白芷一两　桂心三两　莪术三两，炮　白术微炒，二两　枳殻麸炒，炮

上件药捣罗为末。每服二钱。水一盏，入生姜、盐各少许，同煎至七分，并淬热服。

①胸膈痃（zhù）闷：胸膈满闷，走散不定。痃，中医指发于夏令的季节性疾病，症状是微热食少，身倦肢软，渐见消瘦。

解老人四时伤寒，**四顺散**。男子女人同用此方

麻黄去节[①]　杏仁去皮　甘草炙　荆芥穗以上各等分

上同杵为末[②]。每服一钱，入盐汤点[③]，热服。

①去节：炮制方法的一种。去掉草茎间坚实结节的部分。

②杵（chǔ）：原指舂捣谷物、药物或筑土、捶衣用的棒槌，后引申为捣、砸等动作。

③点：（用开水）冲、泡。

治老人心脾积热，或流疰①，脚膝疼痛，**黄芪散**。男子女人通用

黄芪　赤芍药　牡丹皮　香白芷　沙参　甘草炙②　肉桂去皮　柴胡去苗　当归洗后炙

上件等分，捣罗为末。每服二钱。水一盏，姜三片，煎至五分，日进二服。春季，每煎时入蜜蒸瓜蒌煎半匙。忌黏食、炙煿③等物。

注

①流疰：同"留注"，中医外科病名，指毒邪流走不定，注无定处，变生于较深组织的化脓性疾病。多患于气血虚弱者。

②炙：中药炮制方法。把药材与液体辅料同炒，使辅料渗入药材之内，附着于表面，以改变药性，增强疗效或降低毒性。

③煿（bó）：指煎、炒、炸、烤一类的烹饪方法。

橘皮煮散　益元气，和脾胃，治伤寒。此名**不换金散**。但心腹诸疾并用疗之。男子女人通用

橘皮去瓤，秤一两用　人参　茯苓　白术各一两　木香一分　干姜炮　官桂半两，去皮秤　榔一两，鸡心者用①　草豆蔻二个，去皮　半夏一分，麸炒　厚朴半两，入姜一分同秤，碎，炒干

读经典学养生　寿亲养老新书

SHOU
QIN
YANG
LAO
XIN
SHU

卷一

寿亲养老新书

读经典 学养生

SHOU
QIN
YANG
LAO
XIN
SHU

卷一

枳壳半两，去瓤麸炒　诃黎勒②五个，煨熟去核③
甘草半两炮

上件捣罗为末。每服一大钱，水一盏，姜
枣同煎至七分，热吃。不问食前、食后，并宜
服，忌如常。

注

①鸡心者用：古代医家多认为槟榔形尖，长如鸡心
　者品质为佳。

②诃黎勒：即诃子，味苦，性温。有涩肠止泻，敛
　肺止咳，降火利咽的功效。

③煨：中药炮制方法。将药材用湿润面粉或湿纸包裹，
　置于热火灰中进行加热至外皮焦黄色为度。去除
　药材中的挥发性及刺激性成分。

治老人脏腑冷热不调，里急后重①，阑门
不和②，**香白芷散**。男子女人通用

当归三钱，洗　香白芷三钱，洗　茯苓三钱，
去　皮枳壳三钱，麸炒　木香一钱

上件为末。每服一钱。水半盏，生姜少许，
同煎至四分，温服。

注

①里急后重：自觉腹痛窘迫，时时欲泻，肛门重坠，
　便出不爽。是痢疾的主要症状。

②阑门：七冲门之一。指大肠、小肠交接处。

寿亲养老新书

读经典 学养生

SHOU
QIN
YANG
LAO
XIN
SHU

卷一

治老人大小便不通，**匀气散**。通用

生姜半两　葱一茎，和根叶泥用　盐一捻
豉三十粒

上件四味，捣烂。安脐中。良久，便通。

治老人小便不通，**地龙膏**。

白项地龙　茴香用时看多少

上件杵汁，倾于脐内，自然便通。

治老人脚膝疼痛，不能履地①，**七圣散**。

杜仲　续断　萆薢　防风　独活　牛膝酒
浸一宿　甘草以上各一两

上件为末。每服二钱，酒调下。

①履地：踏地。

治老人脾胃一切病，**温白丸**。兼治脾不承
受、吐逆①泻痢及宿食不消方。通用

半夏二两，汤洗，姜汁浸　白术一两，炮
丁香一分

上件为末。用生姜自然汁，和飞面为糊②，
搜和前药末为丸③，如梧桐子大。浓煎生姜汤，
下十丸，空心服。如腹疼并呕逆，食后服④。

寿亲养老新书

读经典 学养生

SHOU
QIN
YANG
LAO
XIN
SHU

卷一

藁本散 治妇人血气，丈夫筋骨风，四肢软弱，及卒中急风①并寸白虫②，但长服，并皆攻治。或要出汗，解伤寒，汤使如后。此方是孟相公进过

藁本　牛膝酒浸一宿，焙干　当归　麻黄去节，以上各一两　羌活　独活　防风　肉桂去粗皮，称　芍药　菊花　续断　五加皮　芎䓖③　甘草　赤箭④　枳壳麸炒，去瓤，以上各半两　黑附子大者一个，炮制，去皮脐　细辛一分，去叶称

上件药一十八味，并须州土好者⑤。使水洗过，细锉，焙干，捣罗为末。空心，温酒下二钱。如不饮酒，薄荷汤下。发汗，解伤寒热，葱白酒下二钱，并服三、五服为妙。

①卒中急风：病名。指突然中风所致的半身不遂，
　　口眼歪斜，或眩晕跌扑，牙关紧急，目视上睛之证。
②寸白虫：指寄生人体肠道内的绦虫。
③芎䓖（xiōng qióng）：川芎，味辛，性温。归肝、
　　胆、心包经。活血行气，祛风止痛。

24

④赤箭：天麻的别称。
⑤州土好者：指地道药材。

治老人风冷，展筋骨，**续断散方**。

续断一两　牛膝二两　川芎一两　木瓜二两

上为细末。空心时，温酒调下一大钱。

坠痰化涎，和脾胃，**人参半夏丸**。

半夏一两，生姜四两，取汁。先以汤洗半夏七遍，浸三日后，于日内煎干，切作饼子，焙干　白矾一两　人参一两　茯苓一两，去皮

上为末。以蒸饼水浸过①，却用纸裹、煨熟，为丸，如绿豆大。每日空心，夜卧，用淡生姜汤下五十丸。开胃口，姜枣汤下。风涎，用皂角一条，姜三片，萝卜三片，同煎汤下。

注

①蒸饼：类似于现在的馒头。

治老人暖食药，丁香丸。消食，治一切气闷，止醋心①、腹胀，利胸膈，**逐积滞方**。男子妇人通用

大乌梅一个，须是有裙襕者　巴豆一个，新肥者，和皮用　香墨②末，炒，半钱，先炒为末　拣丁香五个，须是新者用　胡椒五粒，须是黑者

寿亲养老新书

读经典 学养生

SHOU
QIN
YANG
LAO
XIN
SHU

卷
一

干漆末，炒，半钱，先炒为末　桂花末，炒，半钱，

香墨、干漆、桂花三味研入

　　上为末，用马尾罗子罗过^③，用醋、面糊为剂，白中杵令匀，如绿豆大。温酒下五丸至七丸，茶下亦得。或入蜡茶末三钱^④，更妙。

①心：反酸，胃酸往上涌。

②香墨：是用松烟和入胶汁、香料等加工而成的墨，为我国古代书写、绘画所用，可入药，为陈久者良。因气味芳香，故名。

④马尾罗子：用马尾细丝编织成的罗。

⑤蜡茶：指产于建州（今福建南平建瓯）的茶叶。因其汁泛乳色，似融蜡，故名。

　　香草散　治妇人气羸，肠寒便白，食伤积滞，冷结肠不成^①。温脾肺，活荣生肌，进食，益冲任二经。

　　蔄茹^②　桔梗　白芷　当归　地榆　芍药槟榔　白豆蔻各半两　麝香一钱

　　上为末。每服二钱。水一盏，姜、枣同煎，至数沸，通口，食前，日进三分。

①肠不成：指肠腑虚弱。成，通"盛"。

②蔄（lǜ）茹：别名兰茹、离娄，白色者名草蔄茹。

读经典 学养生
寿亲养老新书

SHOU
QIN
YANG
LAO
XIN
SHU

卷一

味辛寒。主蚀恶肉、败创，死肌，杀疥虫，排脓恶血，除大风热气，善忘不乐。

香枳汤　治老人大肠秘涩，调风顺气。男子妇人通用

枳壳去瓤，麸炒　防风各一两　甘草半两，炙

上为末。每服二钱，百沸汤点服①。空心、食前各一服。

注

①百沸汤：久沸的水。

治妇人男子久积虚败，壮元补血，健胃暖脾，止痰逆，消饮食。北亭丸①。

北亭二两，去除砂石　阿魏半两，同硇砂研令细，醋化，去沙石　川当四两，归净洗，去苗梢用　厚朴四两，去皮，姜汁炙令黄色　陈橘四两，皮去瓤，用红　官桂四两，去皮称　干姜炮，四两　甘草炙　川芎　胡椒拣好者　缩砂去皮用　大附子炮，去皮脐，以上各称四两　茯苓二两　青盐二两，与硇砂、阿魏同醋研，去沙土　白术米泔水浸一宿②，切作片子，焙干　五味子一两半，去沙土

上件依法修事为末。将硇砂、阿魏、醋入

27

面，看多少同煎稀糊，下药；更炼好蜜，同搜和拌匀，再入臼中杵千百下，丸如酸枣大。每服一丸，空心，盐汤、茶、酒任下，嚼破。女人一切病患，并宜服此。

①北亭：又作"北庭"，此指"北庭砂"。北庭砂，即硇砂。具有消积软坚，化腐生肌，祛痰，利尿之功效。常用于癥瘕积聚，噎膈反胃，喉痹肿痛，痛肿，瘰疬，翳障，息肉，赘疣。体虚无食及孕妇忌服。

②米泔水：淘米水。此处用，有减缓白术燥性，增强健脾功效的作用。

此治老人一切风，**乌犀丸**。

天麻二两　地榆一两　元参一两　川乌头一两，炮制去皮　**龙脑薄荷**①四两　藿香叶一两　皂角三挺，不蛀者，烧红，入水中浸之　龙脑②少许　麝香少许

上为末，炼蜜为膏，如皂子大。每服一丸，嚼吃。小儿，半丸以下。薄荷、茶、酒调下。

①龙脑薄荷：水苏之别名。归肺、肝经。发汗解表，疏风散热，透疹。用于风热感冒，风温初起，头痛，目赤，喉痹，口疮，风疹，麻疹，胸胁胀闷。

②龙脑：冰片之别名。

镇心丸 养老人心气，令不健忘，聪耳明目方。

辰砂①一两　桂一两　远志去心　人参以上各一两　茯苓二两　麦门冬去心　石菖蒲　干地黄各一两半，以上除辰砂，并为末，合匀

上炼蜜为丸，如桐子大。空心，薄荷酒吞下十丸至十五丸。留少朱砂为衣。益心气，养神。宜常服。

治老人脾肺客热①，上焦滞痰，凉心润肺消壅，**枇杷叶散**。王昉进。男子女人通用

枇杷叶炙，去毛　人参　茯苓　白术　羌活　黄芪各一两　甘草炙　半夏汤洗，去滑，切破，焙干，各半两

上为末。每服二钱；水一盏，入生姜、薄荷，煎至七分，食后、临卧温服。

羌活散 治老人耳聋眼暗①，头顶腰背疼痛，浑身疮癣，此乃肾脏风所攻也。

羌活　枳壳麸炒，去瓤　半夏汤浸七遍　甘草炙　大腹子洗　防风　桑白皮各等分

上为粗末。每服二钱。水一盏，生姜煎至七分，温服，早辰、日午时、临卧各一服。

①眼暗：两眼昏花，视物不清。

搜风顺气^①，治老人百疾，**七圣丸**。男子女人通用

槟榔　木香　川芎　羌活　桂心各一两
郁李仁一两，去皮尖，炒令黄色　大黄一两一分，炒

上为末，炼蜜为丸，桐子大。不计时候，温酒下七丸。要利动，即加七丸。淡姜汤下，亦得。

①搜：清除，消除。

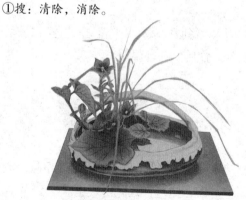

春时摄养第九

春属木，主发生①。宜戒杀，茂于恩惠，以顺生气②。春，肝气旺，肝属木，其味酸，木能胜土。土，属脾，主甘，当春之时，其饮食之味，宜减酸、益甘，以养脾气。肝气盛者，调嘘气以利之③。顺之则安，逆之，则少阳不生④，肝气内变。

春时，阳气初升，万物萌发。正、二月间，乍寒乍热。高年之人，多有宿疾，春气所攻，则精神昏倦，宿患发动⑤。又复经冬以来，拥炉熏衾，啖炙饮热⑥，至春成积，多所发泄，致体热头昏，膈壅涎嗽，四肢劳倦，腰脚不任，皆冬所发之疾也，常宜体候。若稍利，恐伤脏腑，别主和气凉膈化痰之药消解。或只选食治方中性稍凉，利饮食，调停与进，自然通畅。

注

①发生：春季是阳气生发，万物复苏，生命萌发的时节。

②宜戒杀，茂于恩惠，以顺生气：应该保护生机，不要滥行杀伐，要多施予以顺应生发之气。

③嘘气以利之：通过缓缓吐呐呼吸来疏利人身气血。

④少阳：古人认为春夏属阳，而春令初生的阳气为少阳，夏季则为太阳。

⑤发动：疾病发作。

⑥啖炙：吃烧烤的肉类。

读经典学养生
寿亲养老新书

SHOU
QIN
YANG
LAO
XIN
SHU

卷一

若别无疾状，不须服药。常择和暖日，引侍尊亲，于园亭楼阁虚敞之处，使放意登眺，用摅滞怀[1]，以畅生气；时寻花木游赏，以快其意。不令孤坐、独眠，自生郁闷。春时，若亲朋请召，老人意欲从欢，任自遨游，常令嫡亲侍从，惟酒不可过饮；春时，人家多造冷馔、米食等[2]，不令下与；如水团兼粽黏冷肥僻之物[3]，多伤脾胃，难得消化，大不益老人，切宜看承。春时，天气燠暖，不可顿减绵衣。缘老人气弱、骨疏，怯风冷，易伤肌体。但多穿夹衣，过暖之时，一重渐减一重，即不致暴伤也！

今具春时汤药如后。

注

①用摅（shū）滞怀：抒发情怀，以消释心中郁闷。摅，义同抒发。滞，郁滞的情绪。
②馔（zhuàn）：一般的食品、食物。
③水团：宋人用粉做的较黏腻的甜食，易伤脾胃。

春时用诸药方

治老人春时多昏倦，**细辛散**，明目，和脾胃，除风气，去痰涎。男子女人通用

细辛一两，去土　川芎二两　甘草半两，炙

上为末。每服一大钱。水一盏，煎至六分，热呷[1]。可常服。

读经典学养生

寿亲养老新书

SHOU
QIN
YANG
LAO
XIN
SHU

卷一

①热呷（xiá）：趁热小口喝。

治老人春时热毒，风攻颈项，头痛面肿，及风毒眼涩，**菊花散**。

菊花　前胡　旋覆花　芍药　元参　苦参

防风各等分

上为末。食后临卧，用温酒调下三钱。不饮酒，用米饮调下，亦得。

治老人春时头目不利，昏昏如醉，壮热头疼，有似伤寒，**惺惺丸**①。通用

桔梗　细辛　人参　甘草　茯苓　瓜蒌根

白术各一两

上为末，炼蜜为丸，如弹子大。每服一丸，温水化破。治头痛腰痛，药入口，当下便惺惺。

注

①惺惺（xīng xīng）：清醒的样子。

治老人春时多偏正头疼①，**神效方**。通用

旋覆花一两，焙　白僵蚕一两，炒　石膏一分，细研

上件为末，以葱煨熟，和根同杵为丸，桐子大。急痛，用葱、茶下二丸。慢痛，不过

二服。

读
经
典
学
养
生

寿
亲
养
老
新
书

SHOU
QIN
YANG
LAO
XIN
SHU

卷
一

注

①偏正头痛：偏头痛，头痛偏于一侧者。正头痛，满头皆痛者。

治老人春时胸膈不利，或时满闷，**坠痰饮子**。

半夏不计多少，用汤水洗十遍，为末　生姜一大块　枣七枚

上三味，以水二盏，药末二钱，慢火煎至七分，临卧时，去生姜频服。

老人春时，宜吃延年草，进食顺气御药院常合进。通用

青橘皮四两，浸洗，去瓤　甘草二两，为细末　盐二两半，炒

上三味，先洗，浸橘皮，去苦水，微焙，入甘草，同焙干，后入盐。每早晨，嚼三两叶子。通滞气，大好。

治老人春时诸般眼疾发动，**黄芪散**，兼治口鼻生疮。

黄芪　川芎　防风　甘草　白蒺藜略炒，杵去尖，出火毒，以上各一两　甘菊花三分，不得用新菊

34

读经典学养生

寿亲养老新书

SHOU
QIN
YANG
LAO
XIN
SHU

卷一

上净洗晒干，勿更近火，捣为末。每服二钱。早晨空心、日午、临卧各一服，干咽或米饮调下；暴赤风毒①，泪昏涩痛痒等，眼只三服，三两日，永效。内外障眼②，久服方退。忌房室③、毒物、火上食。凡患眼，切不得头上针烙出血，及服皂角、牵牛等药，取一时之快，并大损眼。

①暴赤风毒：病名。即"天行暴赤"。以白睛暴发红赤，痒涩微痛，畏光流泪为主要表现的具有传染性的眼病。相当于现代的急性传染性结膜炎或流行性结膜角膜炎（红眼病）。
②障眼：眼生翳膜，视物不清的一类眼病。
③房室：房事，性事的隐晦说法。

治老人春时胸膈不利，痰壅气噎及咽喉诸疾，**黍黏汤方**。

黍黏子①三两，炒令香熟　甘草半两，炙

上为末，捣罗细末。每服一钱。食后、临卧，如常点之。

①黍黏子：即牛蒡子。

夏时摄养第十

夏时属火，主于长养[1]。夏，心气王，心主火，味属苦，火能克金。金属肺，肺主辛。当夏之时，宜减苦增辛，以养肺气。心气盛者，调呵气以疏之。顺之，则安。逆之，则太阳不长，心气内洞[2]。

盛夏之月，最难治摄。阴气内伏，暑毒外蒸，纵意当风，任性食冷，故人多暴泄之患[3]。惟是老人，尤宜保护：若檐下过道，穿隙破窗[4]，皆不可纳凉。此为贼风[5]，中人暴毒。宜居虚堂净室，水次木阴，洁净之处，自有清凉。

注

①长养：《黄帝内经·素问·四气调神大论》作"养长"，夏季气候炎热，各种生物生长最为旺盛。
②心气内洞：心气空虚。洞，中空。
③暴泄：突然剧烈腹泻，泄利如水倾注，故名。
④穿隙破窗：指穿过缝隙或窗户的冷风。
⑤贼风：外界不易觉察的可能致病的风。

每日凌晨，进温平顺气汤散一服[1]。饮食温软，不令太饱，畏日长永，但时复进之。渴宜饮粟米温饮[2]、豆蔻熟水。生冷肥腻，尤宜减之。缘老人气弱，当夏之时，纳阴在内，以阴弱之腹，当冷肥之物，则多成滑泄[3]，一伤正气，卒难补复，

读经典 学养生

寿亲养老新书

SHOU
QIN
YANG
LAO
XIN
SHU

卷一

切宜慎之。若须要食瓜果之类，量虚实少为进之。缘老人思食之物，若有违阻，意便不乐，但随意与之。才食之际，以方便之言解之，往往知味便休，不逆其意，自无所损。若是气弱老人，夏至以后，宜服不燥热、平补肾气暖药三二十服，以助元气，若苁蓉丸④、八味丸之类。

宜往洁雅寺院中，择虚敞处，以其所好之物悦之。若要寝息，但任其意，不可令久眠。

但时时令歇，久则神昏，直⑤召年高相协之人，日陪闲话，论往昔之事，自然喜悦，忘其暑毒。细汤名茶，时为进之。晚凉方归。

谨选夏时汤药如后。

注

① 温平顺气汤散：方如下文"夏时用药诸方"中的"四顺散""橘红散"等。
② 粟米：即小米。
③ 滑泄：九泻久虚下脱，导致泄泻滑脱，不能自制。
④ 苁蓉丸：见下文"夏时用药诸方"第二方。
⑤ 直：连续不断。

夏时用药诸方

治老人夏多冷气发动，胸膈气滞，噎塞，脾胃不和，不思饮食，**豆蔻散**。

草豆蔻四两，以姜四两，炒香为度，和姜用 大麦蘖子十两，炒黄 神曲四两，炒黄 杏仁

读经典 学养生

寿亲养老新书

SHOU
QIN
YANG
LAO
XIN
SHU

卷一

四两，去尖，炒熟　甘草四两，炙　干姜二两，炮制

上为末。每服一钱。如茶点之，不计时候服。

治老人，夏月宜服，平补下元[①]，**明目苁蓉丸**。

苁蓉四两　巴戟二两　菊花二两　枸杞子二两

上为末，炼蜜为丸，桐子大[②]。每服盐汤下二十丸。

①下元：下焦之元气。
②桐子：指制作的药丸如梧桐子般大小。

治老人夏月暴发腹痛及泄泻，**木香丸**。

轻好全干蝎二十个，每个擘三两段子[①]，于慢火上炒令黄熟　拣好胡椒三百粒，生　木香一分

上件药同捣为末，湿纸裹烧，粟米饭为丸，如绿豆大。如患腹痛，每服十五丸，煎灯心、陈橘皮、生姜汤下；大便不调及泄泻，每服十五丸，煎陈橘皮汤下。

①擘（bò）：分开，剖裂。

38

治老人夏月脾胃忽生冷气，心腹胀满疼闷，泄泻不止，**诃子散**。

诃子皮五个　大腹五个，去皮　甘草半两，炙　白术半两，微炒　草豆蔻十四个，用面裹、烧，令面熟、黄，去面并皮用　人参去芦头，半两

上为末。每服二钱，水一盏，入生姜少许，枣二个，同煎至六分，去滓，温服。

注

①大腹：即大腹子。槟榔果实椭圆，腹大形扁者称大腹子。

治老人夏月因食冷，气积滞；或心腹疼痛等。宜常服。

京三棱三两，湿纸裹，煨熟透，别杵　蓬莪术二两，同上　乌药二两　益智去皮，二两　甘草三两，炙　陈橘皮二两，用厚朴亦得

上为末。每服入盐点之，不计时候，一钱。

治老人夏月，宜服三圣丸，祛逐风冷气，进食和胃，去痰滞、腰膝冷痛。

威灵仙净洗，去土，拣择，焙干，称，五两干姜二两，炮制　乌头二两，炮制，去皮脐，称

上件为末，煮枣肉为丸，如梧子大。每服十五丸至二十丸，温姜汤下。

39

寿亲养老新书

读经典 学养生

SHOU
QIN
YANG
LAO
XIN
SHU

卷一

治老人夏月，宜服平补楮实丸方①。驻颜、壮筋骨，补益元藏②，疗积冷虚乏，一切气疾，暖胃进酒食。久服令人轻健，此神效方。

楮实半斤，轻杵，去白及膜，拣择净，微微炒　鹿茸四两，茄子茸为上，其次亦得。净瓦上炙令黄色。如无，则鹿角屑代之，亦妙　大附子四两，炮，去皮脐，出火毒　怀州牛膝四两，去芦头，酒洗二宿，焙　紫巴戟四两，洗，去心　金钗石斛四两，去根，拣净，细细切之　川干姜二两，炮制，急于新水内净过　肉桂二两，去粗皮

上件八味，为末。楮实子一味，用砂盆别研二日，令烂细后，入前药末，同研，拌令细匀，入煮枣肉同研拌，得所，方入铁臼杵二千下，丸如桐子大。每服三十丸，温酒下。忌牛肉、豉汁。

① 楮（chǔ）实：楮树（构树）的果实，味甘性寒，可滋肾，清肝，明目。
② 元藏：内寄元气之脏，即肾脏。藏，同"脏"。

治老人百疾，常服**四顺汤**。

神曲四两，入生姜四两，去皮，一处作饼子，焙干　甘草一两半，炙黄　草豆蔻一两半，先炮熟，去皮细锉用　大麦柏子二两，炒香熟

上件为末。盐点之，一钱。

妇人年老，夏月平补血海，活血去风，**五倍丸**。

五倍子二两　川芎二两，锉细　菊花二两　荆芥穗二两　旋覆花二两

上为末，蜜为丸，如桐子大。每日空心五更、晚食后，盐汤、酒下十五丸。吃至半月日，觉见渐安，手足有力，眼目鲜明，进得饮食，大旺血海。请每一日三服，若见大段安乐[1]，一日只吃一服，尤佳。

注

①大段安乐：较长时间身心健康平稳快乐。

治老人脾胃弱，不思饮食，吐泻霍乱[1]，**理中丸**。

人参　甘草　干姜　白术各等分

上为末，炼蜜为丸，桐子大。每服十五丸，食前服。

注

①霍乱：中医病名，症见突然剧烈的吐泻、心腹绞痛。

夏月消食和气。橘红散。

陈橘皮一斤半，汤浸洗五、七度，用净巾拭干后，用生姜五两，取自然汁，拌橘皮令匀，淹一宿，

焙干，称一斤　肉豆蔻半两　甘草五两

　　上先将甘草寸截，用白盐五两，一处同炒，候盐红色、甘草赤色为度，一处为末。如茶点之。

　　夏月平胃，补老人元藏虚弱，腑气不顺，壮筋骨，益颜容，固精髓，**八仙丸**。

　　泽泻三两　茯苓二两，去粗皮　牡丹三两
官桂二两　附子三两，炮，去皮脐　生干地黄八两，
洗，干杵　山茱萸四两　干薯药四两，微炒，炙

　　上事持了^②，焙干，惟桂不焙，为末，炼蜜为丸，如桐子大。每日空心，温酒或盐汤下三十丸。

注

①薯药：即山药。
②上事持了：以上各药物按要求炮制处理完以后。事，指炮制之事。持，处理，对待。

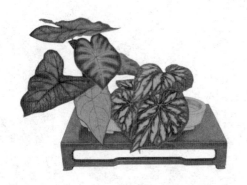

秋时摄养第十一

读经典 学养生

寿亲养老新书

SHOU
QIN
YANG
LAO
XIN
SHU

卷
一

秋，肺气旺，肺属金，味属辛，金能克木。木属肝，肝主酸。当秋之时，其饮食之味，宜减辛，增酸，以养肝气。肺气盛者，调呬气[1]以泄之。顺之则安，逆之，则太阴不收，肺气焦满[2]。

秋时，凄风惨雨，草木黄落。高年之人，身虽老弱，心亦如壮。秋时思念往昔亲朋，动多伤感。季秋[3]之后，水冷草枯，多发宿患，此时人子，最宜承奉，晨昏体悉，举止看详。若颜色不乐，便须多方诱说，使役其心神，则忘其秋思。

其新登五谷，不宜与食，动人宿疾。若素知宿患，秋终多发，或痰涎喘嗽，或风眩痹癖[4]，或秘泄劳倦，或寒热进退。计其所发之疾，预于未发以前，择其中和应病之药，预与服食，止其欲发。

今布秋时汤药如后。

注

①呬（sì）气：运气吐纳一法。
②太阴不收，肺气焦满：秋时太阴之气不收，肺失宣肃，使肺热叶焦，胸中胀满。焦，同"憔"，形容肺叶受火邪灼伤。
③季秋：秋季的最后一个月，农历九月。

43

④风眩：病名，指因风邪、风痰所致的眩晕。多由
　血气亏损，风邪上乘所致。痹癖：痹，即痹症，
　由风寒湿等引起的肢体疼痛或麻木。癖，指痞块
　生于两胁，时痛时止的病证。

秋时用诸药方

治老人一切泻痢，**七宝丹**，此药如久患泻
痢，诸药疗不差者①，服此药无不差。若老人
反脾泄滑，大宜服此药。

附子炮　当归　陈橘皮　干姜以上各一
两　吴茱萸　厚朴以姜汁炙　南椒②以上三味各
半两　舶上硫黄③一两

上件七味，细锉，以慢火焙过，捣罗为末，
与硫黄末同拌匀，一处煎，米醋和，作两剂。
却以白面半斤，和令得所④，亦令分作两剂。
用裹药，如烧饼法，用文武火煨，令面熟为度。
去却面，于臼中捣三百下，丸如桐子大。如诸
般泻痢，以米汤下二十丸，空心，日午服；如
患气痛及宿食不消⑤，以姜盐汤下二十丸，空
心日午服；如患气痛及宿冷，并无忌。此方如
神如圣，其效无及。

①差（chài）：病愈。后作“瘥”。
②南椒：即花椒。名出《雷公炮炙论》。
③舶上硫黄：又名舶硫黄、白硫黄，古称倭硫黄，
　为海外进口硫黄，主要产自日本等地，故名。

④得所：得当，适宜。

⑤宿食不消：饮食停滞，经时不化。

治老人乘秋①，脏腑虚冷，滑泄不定②。**摄脾丸**。

木香　诃子炮，去核　厚朴生姜汁炙　五倍子　白术各等分

上为末，用烧粟米饭为丸，桐子大。每服十丸，米饮送下。

注

①乘秋：乘于秋时，正当秋天的时候。

②不定：不止，不住。

治老人秋肺壅滞,涎嗽间作①,胃脘痰滞,塞闷不快，**威灵仙丸**。

干薄荷取末，一两　皂角一斤，不蛀，肥者。以河水浸洗，去黑皮用，银石器内用河水软揉去滓，绢滤去粗，熬成膏　威灵仙洗，择去土，焙干为末，四两

上入前膏搜②，丸如桐子大。每服三十丸，临卧，生姜汤吞下。

注

①间作：间断地发作。

读经典　学养生
寿亲养老新书
SHOU
QIN
YANG
LAO
XIN
SHU

卷一

寿亲养老新书

读经典 学养生

SHOU
QIN
YANG
LAO
XIN
SHU

卷一

②上入前膏搜(shǎo)：将以上药物加入皂角膏混合。搜，搅拌，搅和。

　　治老人脾脏泄泻，中心气不和，精神倦怠，不思饮食，神授**高青丸**。

　　高良姜　青木香①各一两

　　上二味为末，煮枣肉为丸，桐子大。干姜汤下十五丸至二十丸。

①青木香：此指木香。明代将木香明确分为两种，木香为菊科木香，青木香为马兜铃根。青木香因含有马兜铃酸，可能导致肾损害，现已不作药用。

　　治老人秋后多发嗽，远年①一切嗽疾，并劳嗽②痰壅，**保救丹**。

　　蛤蚧一个，如是丈夫患，取雄者腰前一截用之。女人患，取雌者腰后一截用之　不蛀皂角二挺③，涂酥炙，去黑皮并子　干地黄一分，熟蒸如饧④　五味子一分　杏仁一分，去皮尖，用童子小便浸一伏时⑤，入蜜，炒黄色　半夏一分，水煮三七遍　丁香少许

　　上为末，炼蜜为丸，如桐子大。每日食前一服，五丸，姜汤下。

46

注

①远年：多年。远，久远。

②劳嗽：中医病名。一指久嗽成劳或劳极伤肺所致的咳嗽，二指邪嗽、痨嗽，即肺结核。

③挺：量词，多用于条状物或长形物。

④饧（xíng）：饴糖，糖稀。

⑤伏时：一昼夜。伏时，又称"复时"，古代计时量词，即一日一夜十二时辰。

治老人膈滞，肺疾痰嗽，**生姜汤**。

杏仁四两，去皮尖　生姜六两，去皮，细横切之　甘草三分　桃仁半两，去皮尖　盐花①三两

上以杏仁、桃仁、姜、湿纸同裹煨，沙盆内研极细后，入甘草、盐再研，洁器贮之。汤点服。

注

①盐花：盐霜，细盐粒。

治诸般泄泻不止，及年高久泻，**健脾散**。

川乌头炮，去皮脐，三分　厚朴去皮，姜汁制，一两　甘草炙　干姜炮，各一两

上为末。每服一钱。水三合①，生姜二片，煎至二合，热服。并进二服，立止。

读经典学养生

寿亲养老新书

SHOU
QIN
YANG
LAO
XIN
SHU

卷一

①合（gě）：容量单位。市制一升的十分之一，约
二十立方厘米。

冬时摄养第十二

冬属水，主于敛藏①。冬，肾气旺，属水，
味属咸。水克火，火属心，心主苦。当冬之时，
其饮食之味，宜减咸而增苦，以养心气。肾气
盛者，调吹气以平之②。顺之则安，逆之，则
少阴不藏，肾之水独沉③。

三冬之月，最宜居处密室，温暖衾服，调
其饮食，适其寒温。大寒之日，山药酒、肉酒，
时进一杯，以扶衰弱，以御寒气，不可轻出，
触冒寒风。缘老人血气虚怯，真阳气少，若感
寒邪，便成疾患，多为嗽、吐逆、麻痹、昏眩
之疾。冬燥煎炉之物，尤宜少食。

冬月，阳气在内，阴气在外，池沼之中，
冰坚如石，地裂横璺④，寒从下起，人亦如是。

故盛冬月，人多患膈气满急之疾，老人多
有上热下冷之患。如冬月阳气在内，虚阳上攻，
若食炙煿燥热之物⑤，故多有壅噎、痰嗽、眼
目之疾。亦不宜澡沐。阳气内蕴之时，若加汤
火所逼，须出大汗。高年阳气发泄，骨肉疏薄，
易于伤动，多感外疾，惟早眠晚起，以避霜威。

晨朝宜饮少醇酒，然后进粥。临卧，宜服微凉膈化痰之药一服。

今列冬时汤药如后。

读经典 学养生

寿亲养老新书

SHOU
QIN
YANG
LAO
XIN
SHU

卷一

①敛藏：冬时万物蛰藏，生机收敛，阳气潜伏。

②吹气：道家吐纳法之一。

③肾之水独沉：肾主水液，若冬季不顺应自然规律，则肾失固摄而注泄。

④地裂横璺（wèn）：大地龟裂横纹。璺，瓷器经过剧烈磕碰，坯体产生裂纹，内外一致的为璺，后泛指裂纹。

⑤炙煿（bó）：指煎、炒、炸、烤一类的烹调方法。

冬时用药诸方

治老人大肠风燥气秘①，**陈橘丸**。霍大使与冯尚药同定此方②

陈橘皮去瓤，一两　槟榔细锉，半两　木香一分　羌活去芦头③，半两　防风去芦头，半两　青皮去瓤，半两　枳壳麸炒，去瓤，半两　不蛀皂角两挺，去黑皮，酥炙黄　郁李仁一两，去皮尖，炒黄　牵牛微炒，杵细，罗，取末，二两

上为末，郁李仁、牵牛同研拌匀，炼蜜为丸，如桐子大。每服二十丸。食前，用姜汤下。未利，渐加三十丸，以利为度。

读经典学养生

寿亲养老新书

SHOU
QIN
YANG
LAO
XIN
SHU

卷一

①气秘：因气机不畅或气虚无力推动，导致的大便
秘结不通，排出困难。

②霍大使与冯尚药同定此方：大使、尚药，皆宋代
对医官的专称。

③去芦头：羌活芦头为羌活的根茎，今已不去。

老人有热，壅滞不快，大肠时秘结，诸热
毒生疮，**搜风顺气牵牛丸**。

牵牛二两,饭甑蒸过① 木通一两 青橘一两,
去瓤 桑白皮一两 赤芍药一两 木香半两

上为末，炼蜜为丸，如桐子大。每服十五
丸至二十丸，丈夫酒下；妇人血气，醋汤下。

①甑（zèng）：古代蒸饭用的一种瓦器，底部有许
多透气的孔格，类似现代的蒸锅。

解老人热秘方。

大附子一个，烧过存性，研为末。每服一钱，
热酒调下。

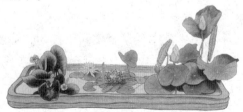

食治养老序第十三

寿亲养老新书

读经典 学养生

SHOU
QIN
YANG
LAO
XIN
SHU

卷一

　　昔圣人①诠置药石②，疗诸疾病者，以其五脏本于五行，五行有相生胜之理也。荣卫本于阴阳，阴阳有逆顺之理也。故万物皆禀阴阳五行而生，有五色焉，有五味焉，有寒热焉，有良毒③焉。圣人取其色味冷热良毒之性，归之五行，处以为药，以治诸疾。顺五行之气者，以相生之物为药以养之；逆五行之气者，以相胜之物为药以攻之。或泻母以利子，或泻子以补母④，此用药之奇法也。

①圣人：指知行完备，精通世事，智慧超常之人。此指深明医药之道和养生术的人。
②诠置药石：诠，诠释。置，处置，引申为应用。阐述医理，运用药石治疗。药石，药物和砭石。
③良毒：有益与有害的作用、特性。
④"顺五行之气者"以下几句：五脏相生关系的传变，若疾病顺着五行五脏相生次序传变，即由母脏发展至子脏者，称为"母病及子"；若疾病逆着五脏相生次序传变，即由子脏波及母脏者，称为"子病及母"。五脏相克关系的传变，若疾病顺着五脏相克次序传变，即任何一行脏，对其"所胜"脏克制太过者，称为"相乘"；若疾病逆着五脏相克次序传变，即任何一脏，对其"所不胜"脏反向克制者，称为"相侮"。所谓"补母"，是说通过补益母脏可以治疗母子两脏皆虚或子脏

寿亲养老新书

读经典 学养生

SHOU
QIN
YANG
LAO
XIN
SHU

卷
一

虚弱之证。如以补肾阴为主，藉此以涵养肝木（水生木）；以补脾气为主，借以扶助肺气（土生金）。所谓"泻子"，是说通过攻泻子脏以治疗母子两脏皆实或母脏邪实之证。如以泻心火为主，借此以泻肝火（火为木之子）。

《经》曰：天地，万物之盗；人，万物之盗。人，所以盗万物为资养之法。其水陆之物为饮食者，不啻千品，其五色、五味、冷热、补泻之性，亦皆禀于阴阳五行，与药无殊。大体用药之法，以冷治热，以热治冷。实则泻之，虚则补之，此用药之大要也。人若能知其食性，调而用之，则倍胜于药也。

缘老人之性，皆厌于药而喜于食，以食治疾，胜于用药。况是老人之疾，慎于吐痢，尤宜用食以治之。凡老人有患，宜先食治；食治未愈，然后命药，此养老人之大法也。是以善治病者，不如善慎疾[1]；善治药者，不如善治食。今以《食医心镜》《食疗本草》《诠食要法》《诸家法馔》泊是注《太平圣惠方》食治诸法，类成[2]养老食治方。各开门目，用治诸疾，具列于下。为人子者，宜留意焉。

注

①慎疾：时刻谨慎戒备疾病的发生及发展变化。
②类成：以类别纂辑而成。

食治老人诸疾方第十四

读经典学养生 寿亲养老新书

SHOU
QIN
YANG
LAO
XIN
SHU

卷一

食治养老益气方

食治老人补虚益气，**牛乳方**。

牛乳五升　荜茇①末，一两

上件药入银器内，以水三升，和乳合煎取三升后，入瓷合中，每于食前暖一小盏服之。

①荜茇（bì bá）：为胡椒科植物荜茇的干燥近成熟或成熟果穗。辛，热。归胃、大肠经。功擅温中散寒，下气止痛。

食治老人补虚赢乏气力，**法制猪肚方**。

豮①猪肚二枚，洗，如食法　人参半两，去芦头　干姜二钱，炮制，锉　椒二钱，去目，不开口者②。微炒　葱白七茎，去须，切　糯米三合

上件捣为末。入米合和相得，入猪肚内，缝合，勿令泄气。以水五升于铛③内，微火煮令烂熟。空心服，放温服之。次，暖酒一中盏饮之。

①豮（fén）：此处指雄性牲畜。
②去目、不开口者：花椒去种仁及闭口者。此处椒即花椒，为芸香科植物花椒的果皮。花椒性味辛、温，入脾、肺、肾经，功可温中散寒、除湿、止痛、

杀虫。花椒种仁色光黑如瞳仁，故称"椒目"。
③铛（chēng）：烙饼或做菜用的平底浅锅。

老人益气。**牛乳方**。

牛乳最宜老人。性平，补血脉，益心，长肌肉，令人身体康强润泽，面目光悦，志不衰。故为人子者，常须供之，以为常食。或为乳饼，或作断乳等，恒使恣意充足为度，此物胜肉远矣。

食治老人养老，以药水饮牛，**取乳服食方**。

钟乳一斤，上好者，细研　人参三两，去芦头　甘草五两，炙微赤，锉　干地黄三两　黄芪二两，锉　杜仲三两，去皱皮用　肉苁蓉六两　白茯苓五两　麦门冬四两，去心　薯蓣六两　石斛二两，去根锉

上药为末，以水三斗，先煮粟米七升为粥，放盆内。用药一两，搅令匀，少和冷水，与渴牛饮之，令足，不足更饮之一日，饮时患渴不饮清水，平旦取牛乳服之，生熟任意。牛须三岁以上，七岁以下，纯黄色者为上，余色为下，其乳常令犊子饮之，若犊子不饮者，其乳动气不堪服也，慎蒜猪鱼生冷陈臭，其乳牛清洁养之，洗刷饮饲须如法，用心看之。

注

①平旦：清晨。相当于寅时，五更，即每天清晨三时到五时。

食治老人频遭重病虚羸不可平复，宜服此**枸杞煎方**。

生枸杞根①细锉，一斗，以水五斗，煮取一斗五升，澄清　白羊脊骨一具，锉碎

上件药，以微火煎取五升，去滓，取入瓷合中。每服一合。与酒一少盏，合暖，每于食前温服。

①枸杞根：即地骨皮，为茄科枸杞属植物枸杞的根皮。甘，寒。归肺、肝、肾经。功擅凉血除蒸，清肺降火。

食治老人补五劳七伤虚损①，**法煮羊头蹄方**②。

白羊头蹄一副，草火烧令黄色，刮去灰尘胡椒半两　荜茇半两　干姜半两　葱白切，半升豆豉半斤

上件药，先以水煮羊头蹄半熟，纳药，更煮令烂，去骨。空腹适性食之。日食一具，满七具即止。禁生、冷、醋、滑、五辛③、陈臭、猪、鸡等七日。

①五劳七伤虚损：泛指各种疾病和致病因素。五劳：久视伤血，久卧伤气，久坐伤肉，久立伤骨，久行伤筋，是谓五劳所伤。七伤：大饱伤脾，大怒

寿亲养老 新书

读 经 典 学 养 生

SHOU
QIN
YANG
LAO
XIN
SHU

卷一

气逆伤肝，强力举重久坐湿地伤肾，形寒饮冷伤肺，形劳意损伤神，风雨寒暑伤形，恐惧不节伤志。虚损，为人体气血阴阳的不足。

②法煮羊头蹄方：方出《千金翼方》，名见《太平圣惠方》。原作"法煮羊头方"，据《太平圣惠方》及文义改。

③五辛：指五种辛味的蔬菜。道家将韭、薤、蒜、芸薹、胡荽等列为五辛。佛家亦有多种说法，如蒜、葱、兴渠、韭、薤等。此处可参考前者。

治老人大虚羸困极，宜服煎猪肪方。

猪肪未中水者，半斤

上入葱白一茎于铫①内，煎令葱黄即止。候冷暖如身体，空腹频服之，令尽，暖盖覆卧至日晡②，后乃白粥调糜。过三日后，宜服羊肝羹③。

羊肝羹方。

羊肝一具，去筋膜，细切　羊脊膂④肉二条，细切　曲末半两　枸杞根五斤，锉，以水一斗五升，煮取四升，去滓

上用枸杞汁煮前羊肝等，令烂。入豉一小盏，葱白七茎切，以五味调和作羹，空腹食之。后三日，慎食如上法。

注

①铫（diào）：煮开水、熬东西用的器具，形高，口大有盖。

②日晡：即申时，午后三时至五时。

③羹：用肉类或菜蔬等制成的带浓汁的食物。

④膂（yín）：脊骨两旁的肉。

食治老人补虚劳，**油面馎饦****方。**

生胡麻油—斤　渐粳米泔清②—斤

上二味，以微火煎，尽泔清乃止，出贮之。取合盐汤二合，将和面作馎饦，煮令熟。入五味③食之。

注

①馎饦（bō tuō）：汤饼的别名。中国古代一种水煮的面食。类似于现在的煮面片儿。

②渐粳米泔清：淘洗粳米第二次滤出的淘米水。渐，淘（米）。泔，淘米水。

③五味：指酸、苦、甘、辛、咸五种味道。此处泛指各种味道的调味品。

食治眼目方

食治老人肝脏虚弱，远视无力，补肝，**猪肝羹方。**

猪肝—具，细切，去筋膜　葱白—握①，去须，切　鸡子二枚

上以豉汁②中煮，作羹。临熟，打破鸡子，投在内，食之。

又方：

青羊肝—具，细切，水煮熟，滤干③

以盐、醋调和食之。

寿亲养老新书

读经典 学养生

SHOU
QIN
YANG
LAO
XIN
SHU

卷
一

又方：

葱子半升，炒熟

上为末。每服一匙，以水二大盏，煎取一盏，去滓。入米，煮粥食之。

（注）

①一握：指手握一把的量。

②豉汁：为淡豆豉加入椒、姜、盐等加工制成品。

③漉（lù）干：滤出水液使其变干。

食治老人青白翳①，明目，除邪气利大肠，去寒热，**马齿实拌葱豉粥方**②。

马齿实一升

上为末。每服一匙，煮葱豉粥，和搅食之。马齿菜作羹粥吃，并明目，极佳。

（注）

①翳：病证名。一是指引起黑睛混浊或溃陷的外障疾病，以及病变后留于目睛的疤痕；二是泛指眼内外所生遮蔽视线的目障。青白翳，即色青白的目翳。

②葱豉粥：出自《太平圣惠方》卷九十七，豉一合，葱白一握（去须，切），粳米二合，以水二大盏半，煮葱、豉取一盏半，绞去葱、豉，入米煮作粥，不计时候食之。主骨蒸烦热，咳嗽，四肢疼痛，时发寒热。

食治老人肝脏风虚，眼暗①，**乌鸡肝粥方**。

乌鸡肝一具，细切

上以豉和米，作羹粥食之。

读经典学养生　寿亲养老新书

SHOU
QIN
YANG
LAO
XIN
SHU

卷
一

注

①眼暗：病证名。系指眼目昏暗不明的证候。

食治老人目暗不明，**苍耳粥方**。

苍耳子半两　粳米半升

上件捣苍耳子烂。用布绞滤，以水二升，取汁，和米煮粥食之。或作散，煎服亦佳。

食治老人热发，眼赤涩痛，**栀子仁粥方**。

栀子仁一两

上为末，分为四服。每服用米三合煮粥，临熟时下栀子末一分，搅令匀食之。

食治老人益精气，强志意，聪耳目，**鸡头实粥方**。

鸡头实①三合

上煮令熟，去壳，研如膏。入粳米一合，煮粥，空腹食。

注

①鸡头实：即芡实，睡莲科植物芡的干燥成熟种仁。

59

寿亲养老新书

读经典 学养生

SHOU
QIN
YANG
LAO
XIN
SHU

卷一

味甘、涩，性平。归脾、肾经。具有益肾固精，补脾止泻，祛湿止带的功效。

食治老人补中明目，利小便，**蔓菁粥方**。

蔓菁子二合　粳米三合

上捣碎，入水二大盏，绞滤取汁，着米粥空心食之。

食治老人益耳目聪明，补中强志，**莲实粥方**。

莲实半两，去皮细切　糯米三合

上先以水煮莲实令熟，漉出。次入糯米作粥，候熟，入莲实搅令匀。热食之。

食治老人膈上风热，头目赤痛，目视晄晄[1]，**竹叶粥方**。

竹叶五十片，洗净　石膏三两　沙糖一两　淅粳米三合

上以水三大盏，煎石膏等二味，取二盏。去滓，澄清用，煮粥熟。入沙糖食之。

注

[1]晄晄（huāng）：目不明的样子。

食治耳聋耳鸣诸方

食治老人久患耳聋，养肾脏、强骨气，**磁**

石猪肾羹方。

磁石一斤，杵碎，水淘去赤汁，用绵裹　猪肾一对，去脂膜，细切

上以水五升，煮磁石，取二升。去磁石，投肾调和。以葱豉、姜、椒作羹，空腹食之。作粥及入酒并得。磁石常留起，根据前法用之。

食治老人肾气虚损，耳聋，**鹿肾粥方。**

鹿肾一对，去脂膜，切　粳米三合

上于豉汁中相和，煮作粥。入五味，如法调和，空腹食之。作羹及作酒并得。

食治老人五脏气壅耳聋，**乌鸡膏粥方。**

乌鸡脂一两　粳米三合

上相和，煮粥。入五味调和，空腹食之。乌鸡脂和酒饮，亦佳。

食治老人耳聋不差，**鲤鱼脑髓粥方。**

鲤鱼脑髓二两　粳米三合

上煮粥以五味调和空腹食之。

食治老人肾脏气惫耳聋，**猪肾粥方。**

猪肾一两，去膜，细切　葱白二茎，去须，切　人参一分，去芦头　防风一分，去芦头　粳米二合　薤白七茎，去须

读经典 学养生

寿亲养老新书

SHOU
QIN
YANG
LAO
XIN
SHU

卷一

上件药末。并米、葱、薤白，着水锅中煮。候粥临熟，拨开中心，下肾，莫搅动，慢火更煮良久。入五味，空腹服之。

食治五劳七伤诸方

食治老人五劳七伤，下焦虚冷，小便遗精，宜食暖腰壮阳道[1]饼子方。

附子一两，炮制，去皮、脐　神曲三两　桂心一两　五味子一两　干姜二两，炮制，锉　羊髓二两　大枣二十枚，煮，去皮核　酥[2]二两　蜜四两　白面一斤　黄牛乳一斤半　肉苁蓉一两半，酒浸一宿，刮去皱皮，炙干　菟丝子一两，酒浸三日，暴干[3]，为末　汉椒半两，去目及闭口者，微炒，去汗

上为末。入面，以酥、蜜、髓、乳相和，入枣瓤，熟，搜于盘中，盖覆，勿令通风，半日久即将出。更搜令熟，作糊饼大，面上以箸挑之。即入炉燠中，上下以火煿令熟。每日空腹食五枚。一方入酵和更佳。

注

①阳道：指男性生殖器。

②酥：酥酪，牛羊乳制成的食物。

③暴（pù）干：在阳光下晒干。暴，通"曝"，晒干。

食治老人五劳七伤，益下元，壮气海。服经月余，肌肉充盛，老成少年宜服食**雌鸡粥方**。

黄雌鸡一只，去毛、脏腹　肉苁蓉酒浸一宿，一两，刮去皱皮，切　生薯蓣一两，切　阿魏[1]少许，炼过　粳米二合，淘入

以上，先将鸡烂煮，擘骨[2]，取汁，下米及鸡肉、苁蓉等，都煮粥。入五味，空心食之。

注

①阿魏：为伞形科植物新疆阿魏或阜康阿魏的树脂。苦、辛，温。归脾、胃经。有活血理气祛痰的功效，能消积，化痞，散痞，杀虫。

②擘（bò）：分开，剖裂。

食治五劳七伤，阳气衰弱，腰脚无力，宜食**羊肾苁蓉羹方**。

羊肾一对，去筋、膜、脂，细切　肉苁蓉一两，酒浸一宿，刮去皱皮，细切

上件药和作羹。着葱白、盐、五味末等，一如常法。空腹服之。

食治老人五劳七伤，阳气衰弱，强益气力，**鹿肾粥方**。

鹿肾一对，去脂膜，细切　肉苁蓉二两，酒浸一宿，刮去皮，切　粳米三合

上件药先以水二盏，煮米作粥。欲熟，下

寿亲养老新书

读经典 学养生

SHOU
QIN
YANG
LAO
XIN
SHU

卷一

鹿肾、苁蓉、葱。

食治老人虚损羸瘦诸方

食治老人脏腑虚损、羸瘦、阳气乏弱，**雀儿粥方**。

雀儿五只，治如食法，细切　粟米一合　葱白三茎，切

上先将雀儿炒肉，次入酒一合，煮少时，入水二大盏半，下米煮作粥，欲熟，下葱白五味等。候熟。空心服之。

食治老人虚损羸瘦，下焦久冷，眼昏耳聋，骨汁煮饼方。

大羊尾骨一条，以水五大盏，煮取汁二大盏五分　葱白五茎，去须，切　面三两　陈橘皮一两，汤浸，去白瓤，焙　羊肉四两，细切　荆芥一握

上件药都用骨汁煮五七沸，去滓。用汁少许，后溲面作索饼①，却于汁中与羊肉煮。入五味，空腹服之。

①索饼：类似于现在的面条。

食治老人虚损羸瘦，助阳壮筋骨，**羊肉粥方**。

羊肉二斤　黄芪一两，生，锉　人参一两，

去芦头　白茯苓一两　枣五枚　粳米二合

　　上件药先将肉去脂皮，取精膂肉[1]，留四两细切；余一斤十二两，以水五大盏，并黄芪等，煎取汁三盏，去滓。入米煮粥，临熟，下切了生肉，更煮。入五味调和，空心食之。

①膂（lǚ）肉：脊柱两边的肉。

　　食治老人虚损羸瘦，令人肥白光泽，**鸡子索饼方**。

　　白面四两　鸡子四两　白羊肉四两，炒，作臛[1]

　　上件，以鸡子清溲面作索饼。于豉汁中煮令熟。入五味和臛，空腹食之。

①臛（huò）：肉羹。

　　食治老人肾气损，阴痿[1]，固痹风湿[2]，肢节中痛不可持物，**石英水煮粥方**。

　　白石英二十两　磁石三十两，捶碎

　　上件药以水二斗，器中浸，于露地安置。夜则揭盖，令得星月气。每日取水作羹粥及煎茶汤吃，皆用之。用却一升，即添一升。如此经年，诸风并差，气力强盛，颜如童子。

①阴痿：病证名。又称阳痿，阴茎不能勃起或勃起不坚、不久，不能完成正常性交。

②固痹风湿：顽固难治的风湿痹痛。固，比喻疾病经久难治，后作"痼"。

食治老人脾胃气弱方

食治老人脾胃气弱，不多食，四肢困乏无力，黄瘦，**羊肉索饼方**。

白羊肉四两　白面六两　生姜汁二合

上以姜汁溲面，肉切作臛头。下五味、椒、葱煮熟，空心食之，日一服。如常作益佳。

食治老人脾胃气弱，饮食不下，虚劣①羸瘦，及气力衰微，行履②不得，**鲫鱼熟脍方**。

鲫鱼肉半斤，细切作脍③

上投豉汁中煮，令熟。下胡椒、莳萝④并姜、橘皮等末及五味，空腹食。常服尤佳。

①虚劣：虚弱。

②行履：行走。

③脍（kuài）：同"脍"。细切的肉。

④莳（shí）萝：土茴香。古称"洋茴香"，原为生长于印度的植物，可入药。有驱风、健胃、散瘀

等作用。可作小茴香的代用品。

食治老人脾胃气弱，饮食不多，羸乏少力，**藿菜羹方**。

藿菜四两，切之　　鲫鱼肉五两

上煮作羹。下五味、椒、姜，并调少面。空心食之，常以三五日服。极补益。

食治老人脾胃气弱，不能饮食，多困无力，**酿猪肚方**。

猪肚一个，肥者，净洗之　　人参末半两　　橘皮末半两　　猪脾二枚，细切　　饭半碗　　葱白半握

上总纳猪肚中相和，入椒、酱、五味讫，缝口，合蒸之，令烂熟。空心渐食之。能作三两剂，兼补劳。

食治老人脾胃气弱，不多进食，行步无力，黄瘦气微，见食即欲吐，**鸡子馎饦方**。

鸡子三枚　　白面五两　　白羊肉五两，作臛头

上件，以鸡子白搜面，如常法作之，以五味煮熟。空心食之，日一服。常作极补虚。

食治老人脾胃气弱，食不消化，羸瘦，举动无力，多卧，**曲末索饼子方**。

曲末二两，捣为面　　白面五两　　生姜汁三两

读经典 学养生　寿亲养老新书

SHOU
QIN
YANG
LAO
XIN
SHU

卷一

白羊肉二两，作臛头

上以姜汁搜，曲末和面作之，加羊肉臛头及下酱、椒、五味，煮熟，空心食之。日一服，常服尤益。

食治老人脾胃气弱，劳损，不下食，**羊脊粥方**。

大羊脊骨一具，肥者，捶碎　青粱米[1]四合，净淘

上以水五升，煎取二升汁，下米煮作粥，空心食之。可下五味常服，其功难及，甚效。

注

[1]青粱米：中药名。为禾本科植物粱或粟品种之一的种仁。具有健脾益气，涩精止泻，利尿通淋之功效。《本草纲目》言"其性最凉，而宜病人"。

食治老人脾胃气弱，干呕不能下食，**羊血方**。

羊血一斤，鲜者，面酱作片[1]　葱白一握　白面四两，擀切

上煮血令熟，渐食之。三五服，极有验，能补益脏腑。

注

[1]面酱：清同治本作"面浆"。

68

食治老人脾胃虚弱，呕吐，不下食，渐加
羸瘦，**粟米粥方**。

粟米四合，净淘　白面四两

上以粟米拌面，令匀。煮作粥，空心食之，
日二服。极养肾气、和胃。

食治老人饮食不下，或呕逆虚弱，**生姜汤方**。

生姜二两，去皮细切　浆水①一升

上和少盐，煎取七合，空心常作开胃进食。

注

①浆水：即酸浆水。《本草纲目·浆水》："炊粟米热，
　投冷水中浸五六日，味酢，生白花，色类浆，
　故名。"

食治老人脾胃气弱，不多食，痿瘦，**黄雌
鸡馄饨方**。

黄雌鸡肉五两　白面七两　葱白二合，细切

上以切肉作馄饨，下椒、酱、五味调和煮熟，
空心食之。日一服。皆益脏腑，悦泽颜色。

食治老人泻痢诸方

食治老人脾胃气冷，痢白脓涕，腰脊疼痛、
瘦弱无力，**鲫鱼熟鲙**。

鲫鱼肉九两，切作鲙　豉汁七合　干姜半两
橘皮末半两

寿亲养老新书

读经典 学养生

SHOU
QIN
YANG
LAO
XIN
SHU

卷一

寿亲养老新书

读经典 学养生

SHOU
QIN
YANG
LAO
XIN
SHU

卷
一

上以椒、酱、五味，调和豉汁。沸即下鲫鱼，煮熟，下二味，空心食之。日一服，其效尤益。

食治老人肠胃冷气，痢下不止，**赤石脂馎饦方**。

赤石脂五两，碎，筛如面　白面七两

上以赤石脂末和面，搜作饼；煮熟，下葱、酱、五味、腥头，空心食之，三四服皆愈。

食治老人脾胃气冷，肠数痢，**黄雌鸡炙方**。

雌鸡一只，如常法

上以五味、椒、酱刷，炙之令熟。空心渐食之。亦甚补益脏腑。

食治老人脾胃虚气，频频下痢，瘦乏无力，**猪肝煎**。

獖猪肝一具，去膜，切作片，洗去血　好醋一升

上以醋煎肝，微火令泣尽干①，即空心常服之。亦明目，温中，除冷气。

①泣：本指眼泪。此处指猪肝在醋煎时榨出的汁液。

食治老人脾胃虚弱冷痛，泄痢无常，不下食，**椒面粥方**。

蜀椒一两，熬，捣为末　白面四两

上和椒，拌之令匀，即煮，空心食之。日一服尤佳。

食治老人冷热不调，下痢赤白，腹痛不止，**甘草汤方**。

甘草一两，切，熬　生姜一两，刮去皮，切
乌豆①一合

上以水一升煎取七合，去滓，空心服之。不过三日服愈。

注

①乌豆：又名黑豆。黑豆性平味甘。《本草纲目》："豆有五色，各治五脏，惟黑豆属水性寒，可以入肾。治水、消胀、下气、治风热而活血解毒，常食用黑豆，可百病不生。"。黑豆营养丰富，具有高蛋白、低热量的特性。

食治老人赤白痢，刺痛，不多食，痿瘦，**鲫鱼粥方**。

鲫鱼肉七两　青粱米四两　橘皮末一分

上相和，煮作粥，下五味、椒、酱、葱调和，空心食之二服。亦治劳①，和脏腑。

读经典　学养生
寿亲养老新书

SHOU
QIN
YANG
LAO
XIN
SHU

卷一

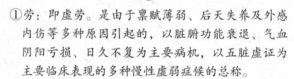

①劳：即虚劳。是由于禀赋薄弱、后天失养及外感内伤等多种原因引起的，以脏腑功能衰退、气血阴阳亏损、日久不复为主要病机，以五脏虚证为主要临床表现的多种慢性虚弱症候的总称。

食治老人肠胃虚冷，泄痢，水谷不分，**薤白粥方**。

薤白一升，细切　粳米四合　葱白三合，细切

上相和作羹，下五味、椒、酱、姜，空心食。常作取效。

食治老人脾虚气弱，食不消化，泄痢无定①，**曲末粥方**。

神曲二两，炙，捣罗为末　青粱米四合，净淘

上相和煮粥。空心食之，常三五服，温中，立愈。

①无定：无常不定。《太平圣惠方》卷九十七所载本方作"不止"，可参考。

食治老人赤白痢，日夜无度，烦热不止，**车前子饮**。

车前子五合，绵裹①，用水二升，煎取一升半汁　青粱米三合

上取煎汁煮作饮。空心食之，日三服。最除热毒。

①绵裹：用丝绵或者棉制布片包裹。车前子等药物细碎黏腻，煎煮时容易沉至锅底，使之焦糊，故需要用布包裹再煎。

食治老人痢不止，日渐黄瘦，无力，不多食，**黍米**①**粥方**。

黍米四合，净淘　阿胶一两，炙，为末

上煮粥，临熟，下胶末调和。空心食之。一服尤效。

①黍（shǔ）米：黍米，又称糯秫、糯粟、糜子米等，是我国最古老的一种农作物，被列为五谷之一。味甘性平，归脾、胃、大肠经，能益气补中。可治泻痢，烦渴，吐逆，咳嗽，胃痛，疮疡。

食治老人下痢赤白及水谷不度①，腹痛，**马齿菜方**。

马齿菜一斤，净淘洗

上煮令熟。及热，以五味或姜、醋，渐食之，其功无比。

读经典 学养生
寿亲养老新书

SHOU
QIN
YANG
LAO
XIN
SHU

卷一

①不度：不能制约。此指腹泻下痢，频急不能自制。

食治老人烦渴热诸方

食治老人烦渴口干，骨节烦热，**枸杞饮方**。

枸杞根白皮一升　小麦一升，净淘　粳米三合，研

上以水一斗，煮二味，取七升汁，下米作饮。渴即渐服之。

食治老人烦渴不止，饮水不定①，转渴，舌卷干焦，**大麦汤方**。

大麦二升　赤饧②二合

上以水七升，煎取五升，去滓。下饧调之。渴即服愈。

①不定：不住，不止。
②饧（xíng）：用麦芽或谷芽熬成的饴糖。

食治老人烦渴，小便黄色无度，**黄雌鸡羹方**。

黄雌鸡一只，如常法　粳米二合，净淘　葱白一握

上切鸡，和煮作羹。下五味，少着盐，空心食之。渐进当效。

食治老人消渴热中①，饮水不止，小便无度，烦热，**猪肚方**。

猪肚一具，肥者，净洗之　葱白一握　豉五合，绵裹

上煮令烂熟。下五味调和，空心，切，渐食之。渴即饮汁。亦治劳热。皆差。

注

①消渴：病证名。消渴是由于阴亏燥热，五脏虚损所导致的以多饮、多食、多尿、疲乏及形体消瘦为特征的病证。与现代医学的糖尿病较为一致。
热中：消渴病的一种，具有多饮、善饥能食、小便频数的症状。

食治老人烦渴，脏腑干枯，渴不止，**野鸡臛方**。

野鸡一只，如常法　葱白一握　粳米二合，细研

上切，作相和羹，作臛，下五味、椒、酱，空心食心。常作服，佳妙。

食治老人烦渴，饮水不足①，日渐羸瘦困弱，**兔头饮方**。

兔头一枚，净洗之　豉心五合，绵裹

上以水七升，煮取五升汁。渴，即渐饮之，最效。

读经典　学养生
寿亲养老新书

SHOU
QIN
YANG
LAO
XIN
SHU

卷一

①饮水不足：烦渴多饮，饮不解渴。不足，不尽，指喝不够。

食治老人消渴，烦闷常热，身体枯燥黄瘦，**牛乳方**。

牛乳一升，真者，微熬

上空心，分为二服。极补益五脏，令人强健光悦。

食治老人消渴壮热，燥不安，兼无力，**青粱米饮方**。

青粱米一升，净洗淘之，研令细

上以水三升，和煮之。渴，即渐服之。极治热，燥并除。

食治老人消渴热中，饮水无度，常若不足，**青豆方**。

青豆二升，净淘

上煮，令烂熟。空心，饥即食之，渴即饮汁，或作粥食之，任性①。亦佳。

注

①任性：此处指按自己的意愿，想食即食。

食治老人消渴烦热，心神狂乱，躁闷不安，**冬瓜羹方**。

冬瓜半斤，去皮　豉心二合，绵裹　葱白半握

上以和煮作羹，下五味调和，空心食之。常作粥尤佳。

食治老人消渴消中，饮水不足，五脏干枯，**芦根饮子**。

芦根切，一升，水一斗，煎取七升半　青粱米五合

上以煎煮饮，空心食之。渐进为度，益效。忌咸食、炙肉、熟面等。

食治老人消渴，诸药不差，黄瘦力弱，**鹿头方**。

鹿头一枚，炮去毛，净洗之

上煮令烂熟，空心日以五味食之，并服汁，极效。

食治老人水气诸方

食治老人水气病，身体肿，闷满气急，不能食，皮肤欲裂，四肢常疼，不可屈伸，**鲤鱼臛方**。

鲤鱼肉十两　葱白一握　麻子一升，熬，细研

上以水滤，麻子汁和煮作臛，下五味、椒、

寿亲养老新书

读经典　学养生

SHOU
QIN
YANG
LAO
XIN
SHU

卷一

姜调和，空心时渐食之。常服尤佳。

食治老人水气病，四肢肿闷沉重，喘息不安，**水牛肉方**。

水牛肉一斤，鲜

上蒸令烂熟，空心切以五味、姜、醋，渐食之。任性为佳。

食治老人水气浮肿，身皮肤燥痒，气急不能下食，心腹胀满，气欲绝，**貒**[1]**肉羹方**。

貒肉一斤，细切　葱白半握，切　粳米三合，淘

上和煮作羹，下五味、椒、姜，空心常食之，最验。

①貒（tuān）：猪獾的别名。

食治老人水气肿满，身体疼痛，不能食，**麻子粥方**。

冬麻子一升，研取汁　鲤鱼肉七两，切

上取麻子汁，下米四合，和鱼煮作粥，以五味、葱、椒，空心食。日一服，频作，皆愈。

①冬麻子：即麻子仁。有逐水气，利小便，润五脏，利大肠的功效。

食治老人水气胀闷，手足浮肿，气急烦满，**赤豆方**。

赤小豆三升，淘净　樟柳根①好者，切，一升

上和豆煮烂熟。空心常食豆，渴即饮汁，勿别杂食。服三二服立效。

注

① 樟柳根：即樟柳头，中药名。为姜科植物闭鞘姜的根茎。味辛，性寒，入肾经。具有利水消肿，清热解毒之功效。主治水肿臌胀，淋症，白浊，痈肿恶疮。

食治老人水气面肿腹胀，喘乏不安，转动不得，手足不仁，身体重困，或疼痛，**郁李仁粥方**。

郁李仁二两，研，以水滤取汁　薏苡仁五合，淘

上以煎汁作粥，空心食之，日二服，常立效。

食治老人水气，面目手足浮肿，腹胀，风急，**桑白皮饮**。

桑白皮四两，切　青粱米四合，研

上以桑汁煮作饮，空心渐食，常服尤佳益。

食治老人水气疾，心腹胀满，四肢烦疼无力，**白煮鲤鱼方**。

读经典 学养生

寿亲养老新书

SHOU
QIN
YANG
LAO
XIN
SHU

卷一

鲤鱼一头，重二斤者，如常法　橘皮二两

上和煮令烂熟。空心，以二味少着盐食之，常服，并饮少许汁，将理为验[1]。

①将理：休养调理。

食治水气胀满，手足俱肿，心烦闷无力，**大豆方**。

大豆二升　白术二两　鲤鱼一斤

上以水和煮，令豆烂熟。空心常食之鱼豆，饮其汁，尤佳。

食治老人水气，身体虚肿，面目虚胀，水**牛皮方**。

水牛皮二斤，刮去毛，净洗　橘皮一两

上相和，煮令烂熟，切，以生姜、醋、五味渐食之。常作尤益。

食治喘嗽诸方

食治老人上气急，喘息不得，坐卧不安，**猪颐酒方**。

猪颐①三具，细切　青州枣②三十枚

上以酒三升浸之，若秋冬三五日，春夏一二日，密封头。以布绞去滓，空心，温，任性渐服之，极验。切忌咸热。

读经典学养生
寿亲养老新书

SHŌU
QIN
YANG
LAO
XIN
SHU

卷一

注

①猪颐：《太平圣惠方》卷九十九载此方作"猪脤"，《本
　草纲目·豕》："脤，音夷，亦作胰。"故猪颐，
　疑为猪胰。
②青州枣：产自青州的大枣，是大枣中的上品。

　　食治老人上气咳嗽，胸中妨满急喘，**桃仁
粥方**。

　　桃仁三两，去皮尖，研　　青粱米二合，净淘

　　上调桃仁和米煮作粥。空心食之，日一服
尤益。

　　食治老人上气咳嗽，烦热干燥，不能食，
饧煎方。

　　寒食饧①四两　　干地黄生者汁，一升　　白蜜
三合

　　上相和，微火煎之令稠，即空心每日含半
匙，细咽汁，食后亦服。除热最效。

注

①寒食饧：饧，饴糖。古人寒食节（清明节前一天）
　常食，故名。

读经典 学养生

寿亲养老新书

SHOU
QIN
YANG
LAO
XIN
SHU

卷
一

食治老人上喘咳嗽，气急，面目浮肿，坐卧不得，**苏煎方**。

土苏四两　鹿髓三合　生地黄汁一升

上相和，微火煎之如饧即止，空心及食后常含半匙，细咽汁，三两日即差。

食治老人气急，胸胁逆满，食饮不下，**枣煎方**。

青州枣三十枚，大者，去核　土苏三两　饧二合

上相和，微火温令消，即下枣搅之相和，以微火煎，令苏、饧泣尽即止，每食止即啖[①]一二枚，渐渐咽汁为佳。忌咸热炙肉。

①啖：吃，嚼食。

食治老人咳嗽，胸胁引痛，即多见唾涕，**煨梨方**。

黄梨一大颗，刺作五十孔　蜀椒五十粒　面二两

上以蜀椒每孔内一颗，软面软裹，放于塘灰火中，候煨令熟，去面，冷。空心切食，用三二服尤佳。不当及热食之益甚[①]，须羊肚肝羹治之。

①益甚：指病情加重。

食治老人上气，咳嗽喘急，烦热不下食，食即吐逆，腹胀满，**姜糖煎方**。

生姜汁五合　沙糖四两

上相和，微火温之，一二十沸即止。每度含半匙，渐渐下汁。

食治老人咳嗽虚热，口舌干燥，涕唾浓黏，**甘蔗粥方**。

甘蔗汁一升半　青粱米四合，净淘

上以蔗汁煮粥。空心渐食之，日一二服，极润心肺。

食治老人上气热咳嗽，引心腹痛满闷，**桃仁煎方**。

桃仁二两，去皮尖，熬末　赤饧四合

上相和，微煎三五沸即止。空心每度含少许，渐渐咽汁尤益。

食治老人咳嗽烦热，或唾血，气急，不能食，**地黄饮方**。

生地黄半斤，研如水，取汁

上以地黄汁煎作膏。空心渐食之，日一服

读经典 学养生

寿亲养老新书

SHOU
QIN
YANG
LAO
XIN
SHU

卷一

极效。

食治脚气诸方

食治老人脚气^①毒闷，身体不任^②，行履不能，**紫苏粥方**。

紫苏子五合，熬，研细，以水投取汁　粳米四合，净淘

上煮作粥，临熟下苏汁调之。空心而食之，日一服。亦温中。

①脚气：中医病名。又称脚弱，以足胫麻木、挛急、酸痛、软弱无力为主症。现代医学认为的维生素 B_1 缺乏所致的症候群与之类似。

②不任：不堪，不能忍受。

食治老人脚气冲逆^①，身肿脚肿，大小便秘涩不通，气息喘急，食饮不下，**郁李仁饮方**。

郁李仁二两，细研，以水滤取汁　薏苡仁四合，淘研净

上以相和，煮饮，空心食之。一二服极验。

①脚气冲逆：病证名。脚气危证之一，即脚气病见心悸、气喘、呕吐诸症，甚则神志恍惚，言语错乱者。

食治老人脚气逆，心闷烦燥，心神狂误，**鲤鱼臛方**。

鲤鱼一斤，取肉　莼菜四两　粳米三合，研

上切以葱白一握，相和煮臛，下五味、椒、姜调和，空心食之。常服亦治水气。

食治老人脚气烦闷，或吐逆不下食，痹弱，**麻子粥方**。

麻子一斤，熬研，水滤取汁　粳米四合，净淘

上以麻子汁作粥，空心食之，日一服尤益。亦中治冷气。

食治老人脚气烦燥，或逆心，间愦呕逆，**水牛头方**。

水牛头一枚，炮去毛，洗之

上煮令烂熟，切以姜、醋、五味，空心渐渐食之。皆效。

食治老人脚气毒冲心，身面浮肿，气急，

熊肉腌方。

熊肉二斤，肥者，切作块

上切，以五味作腌腊，空心日炙食之。亦可作羹粥，任性食之，极效。

食治老人脚气攻心烦闷，胸腹胀满，**乌鸡羹方。**

乌鸡一只，治如常法　葱白一握，细切　米二合，研

上煮令熟，空心切，以五味作羹，常食之为佳。

食治老人脚气，肾虚气损，脚膝无力，困乏，**生栗方。**

生栗一斤，以蒸熟，透风处悬令干

上以每日空心常食十颗。极治脚气，不测有功。

食治老人脚气烦痹，缓弱不随，行履不能，**猪肾粥方。**

猪肾二只，去膜切细　粳米四合，淘　葱白半握

上和煮作粥，下五味、椒、姜，空心食之，日一服。最验。

食治老人脚气痹弱，五缓六急，烦燥不安，**豉心**[1]**酒方**。

豉心三升，九蒸九曝为佳　　酒五升

上以酒浸一二日。空心任意温服三盏。极效。

①豉心：系制作咸豆豉时，取其中心部分者。豆豉按口味可分淡豆豉、咸豆豉，药用多为淡豆豉或咸豆豉中心部分。

食治诸淋方

食治老人五淋[1]，小便涩痛，常频不利，烦热，**麻子粥方**。

麻子五合，熬研，水滤取汁　　青粱米四合，淘之

上以麻子汁煮作粥。空心渐食之，一日二服。常益佳。

①五淋：中医所分类的五种淋证，即血淋、石淋、气淋、膏淋、劳淋。淋证，病证名，症见小便频急、短数、排出涩通困难等。

食治老人淋病[1]，小便不通利，秘涩少痛[2]，**榆皮索饼方**。

榆皮二两，切，用水三升煮取一升半汁　　白面六两

读经典 学养生

寿亲养老新书

SHOU
QIN
YANG
LAO
XIN
SHU

卷
一

上搜面作之，于榆汁拌煮，下五味、葱、椒。空心食之，常三五服，极利水道。

注

①淋病：此处指淋证，症见小便频急、短数、排出涩通困难等，类似现代医学的急性泌尿系统感染。

②秘涩：小便闭涩难通，量少疼痛。

食治老人五淋病，身体烦热，小便痛不利，**浆水饮**。

浆水三升，酸美者　青粱米三合，研

上煮作饮，空心渐饮之。日二三服。亦宣利①，效。

注

①宣利：指宣通小便。

食治老人淋，小便秘涩，烦热燥痛，四肢寒栗①，**葵菜羹方**。

葵菜四两，切　青粱米三合，研　葱白一握

上煮作羹，下五味、椒、酱。空心食之，极治小便不通。

注

①寒栗：此指因湿热蕴结、阳气不得发越导致的身觉寒冷而战栗。

食治老人淋，烦热，小便茎中痛，涩少不快利，**青豆方**。

青豆①二升　橘皮二两　麻子汁一升

上煮豆，临熟即下麻子汁，空心渐食之，并服其汁，皆验。

注

①青豆：此处指青小豆，即绿豆。

食治老人五淋，久不止，身体壮热，小便满闷①，**小麦汤方**。

小麦一升　通草二两

上以水煮取三升，去滓，渐渐食之，须臾当差。

注

①小便满闷：小便涩通难排而小腹胀满。

食治老人淋病，小便长涩不利，痛闷之极，**苏蜜煎方**。

藕汁五合　白蜜五合　生地黄汁一升

上相和，微火煎之令如饧。空心含半匙渐渐下。饮食了亦服。忌热食炙肉。

食治老人五淋燥痛，小便不多，秘涩不通，

土苏二两　青粱米四合，淘净　浆水二升

上煮作粥，临熟下苏搅之。空心食之，日一服尤佳。

食治老人淋病，小便下血，身体热盛，**车前子饮**。

车前子五合，绵裹，水煮取汁　青粱米四合，淘研

上煮煎汁作饮。空心食之。常服亦明目去热毒。

食治老人五淋秘涩，小便禁痛[1]，膈闷不利，**蒲桃浆方**[2]。

蒲桃汁一升　白蜜三合　藕汁一升

上相和，微火温三沸即止。空心服五合，食后服五合。常以服之殊效。

注

①禁痛：指疼痛不堪。禁，折磨，使承受。
②蒲桃：即葡萄。

食治噎塞诸方

食治老人胸膈妨塞[1]，食饮不下，渐黄瘦，行履无气软弱，**羊肉索饼方**。

读经典学养生 寿亲养老新书

SHOU
QIN
YANG
LAO
XIN
SHU

卷一

羊肉白者，四两，切作臞头　白面六两　橘皮末一分

上捣姜汁搜面，作之如常肉。下五味、葱、椒、橘皮末等炒熟煮。空心食之，日一服。极肥健，温脏腑。

①妨塞：阻塞。

食治老人噎病，心痛闷，膈气结，饮食不下，**桂心粥方。**

桂心末一两　粳米四合，淘研

上以煮作粥半熟，次下桂末调和。空心，日一服。亦破冷气，殊效。

食治老人噎病，食不通，胸膈满闷，**黄雌鸡馎饦方。**

黄雌鸡四两，切作臞头　白面六两　茯苓末二两

上和茯苓末搜面，作豉汁中煮。空心食之，常作三五服。极除冷气噎。

食治老人噎病，食饮不下，气塞不通，**蜜浆方。**

白蜜一两　熟汤①一升

上汤令熟，即下蜜调之，分二服，皆愈。

①熟汤：煮沸的开水。

　　食治老人噎病，气塞，食不通，吐逆，**苏蜜煎方**。

　　土苏二两　　白蜜五合　　生姜汁五合

　　上相和，微火煎之令沸。空心服半匙，细细下汁，尤效。

　　食治老人噎病，胸满塞闷，饮食不下，**姜橘汤方**。

　　生姜二两，切　　陈橘皮一两

　　上以水二升，煎取一升，去滓，空心渐服之，常益。

　　食治老人噎，脏腑虚弱，胸胁逆满，饮食不下，**椒面粥方**。

　　蜀椒一两，杵令碎　　白面五两

　　上以苦酒浸椒一宿①，明旦取出，以拌面中令匀，煮熟。空心食之，日二服。常验。

注

①苦酒：即食醋。

寿亲养老新书

读经典 学养生

SHOU
QIN
YANG
LAO
XIN
SHU

卷一

食治老人噎，冷气壅塞，虚弱食不下，**苏煎饼子**。

土苏二两　白面六两，以生姜汁五合调之

上如常法作之。空心常食。润脏腑和中。

食治老人咽食，入口即塞涩不下，气壅，**白米饮方**。

白米四合，研　春头糠末一两

上煮饮熟，下糠米调之。空心服食尤益。

食治老人噎塞，水食不通，黄瘦羸弱，**馄饨方**。

雌鸡肉五两，细切　白面六两　葱白半握

上如常法，下五味、椒、姜向鸡汁中煮熟。空心食之，日一服。极补益。

食治冷气诸方

食治老人冷气，心痛无时[1]，往往发动，不能食，**桃仁粥方**。

桃仁二两，去皮尖，研，水淘取　青粱米四合，淘研

上以桃仁汁煮作粥。空心食之。常服除冷温中。

①心痛：病证名，不仅指心前区疼痛，是包括胸膺及胃脘等部位疼痛的一类症状。

食治老人冷气，心痛不止，腹胁胀满，坐卧不得，**茱萸饮方**。

茱萸末二分　青粱米二合，研细

上以水二升，煎茱萸末取一升，便下米煮作饮。空心食之一二服，尤佳。

食治老人冷气，心痛缴①结，气闷，**桂心②酒方**。

桂心末一两　清酒六合

上温酒令热，即下桂心末调之频服。一二服，效。

①缴：通"搅"，形容缠绕搅结的感受。
②桂心：即肉桂去皮的中心部分。

食治老人冷气，心痛牵引背脊，不能下食，**紫苏粥方**。

紫苏子三合，熬，细研　青粱米四合，淘

上煮作粥，临熟下苏子末调之。空心服为佳。

食治老人冷气，卒心痛闷涩，气不来，手足冷，**盐汤方**。

盐末一合　沸汤一升

上以盐末内汤中调频，令服尽。须臾当吐，吐即差。

食治老人冷气，心痛，呕，不多下食，烦闷，**椒面馎饦方**。

蜀椒一两，去目及闭口者，焙干为末，筛　白面五两　葱三茎，切

上以椒末和面搜作之，水煮，下五味调和食之，常三五服，极效，尤佳。

食治老人冷气，心痛，**姜橘皮汤方**。

生姜一两，切　陈橘皮一两，炙，为末

上以水一升煎取七合，去滓。空心食之，日三两服尤益。

食治老人冷气，心痛郁结，两胁胀满，**高良姜粥方**。

高良姜二两，切，以水二升煎取一升半汁　青粱米四合，研淘

上以姜汁煮粥。空心食之，日一服，极益效。

食治老人冷气心痛，发动时遇冷风即痛，

读经典 学养生

寿亲养老新书

SHOU
QIN
YANG
LAO
XIN
SHU

荜芨粥方。

荜芨末二合　胡椒末一分　青粱末四合，淘

上以煮作粥熟，下二味调之。空心食。常
服尤效。

食治老人冷气逆心痛结，举动不得，**干姜
酒方**。

干姜末半两　清酒①六合

上温酒热即下姜末投酒中，顿服之，立愈。

注

①清酒：一种度数很低的糯米酒。

食治诸痔方

食治老人痔病①，下血不止，肛门肿，**猯狸
羹方**。

猯狸一两，如常法治

上细切，以面及葱、椒、五味拌作片，炙
熟。空心渐食之。亦可作羹粥，任性，尤佳。

注

①痔病：痔疮，肛门、直肠部位的静脉丛曲张导致
的肛门直肠肿物，伴便血、疼痛等。包括内痔、外痔、
混合痔。

食治老人痔，下血久不差①，渐加黄瘦无力，**鲤鱼鲙方**。

鲤鱼肉十两，切作鲙，如常法

上以蒜、醋、五味。空心常食之，日一服差。忌鲊甜食②。

注

食治老人痔，常下血，身体壮热，不多食，**苍耳粥方**。

苍耳子五合，熟，作水二升煎取一升半汁　粳米四合，淘

上以前件煮作粥，空心食之，日常服，亦可煎汤服之，极效，破气明目。

食治老人痔病久不愈，肛门肿痛，**鳗鲡鱼臛方**。

鳗鲡鱼肉一斤，切作臛　葱白半握，细切

上煮作臛，下五味、椒、姜，空心渐食之。杀虫尤佳。

食治老人痔病，下血不止，日加羸瘦无力，**鸲鹆散方**①。

读经典 学养生

寿亲养老新书

SHOU
QIN
YANG
LAO
XIN
SHU

卷
一

鸲鹆五只，治洗令净，曝令干

上捣为散。空心以白粥饮服二方寸匕，日二服最验。亦可炙食，任性。

①鸲鹆（qú yù）：椋鸟科鸟类八哥的别称。

食治老人五痔[1]，泄血不绝，四肢衰弱，不能下食，**杏仁饮方**。

杏仁二两，去皮尖，细研，以水浸之　粳米四合，淘之

上以杏仁汁相和，煮作饮。空心食之，日一服，效。

①五痔：病名，肛门痔五种类型的合称。《备急千金要方》卷二十三："夫五痔者，一曰牡痔，二曰牝痔，三曰脉痔，四曰肠痔，五曰血痔。"

食治老人五痔，久不愈，生疮，疼痛，**野猪肉羹方**。

野猪肉一斤，细切　葱白一握　米二合，细研

上煮作羹，五味调和椒、姜，空心渐食之。常作极效。

食治老人五痔下血，常烦热，羸瘦，**桑耳**

粥方。

桑耳二两，水三升，煎取二升汁　粳米四合，
淘之

上以桑耳汁煮作粥。空心食之，日一二服。
皆效。

食治老人五痔，泄血不止，积日困劣无气，
鸳鸯法炙方。

鸳鸯一枚，如常法

上以五味、椒、酱腌，火炙之令熟。空心
渐食之。亦疗久瘘疮，绝验①。

①瘘疮：疮疡经久不愈，漏下脓水。此处指痔疮经
久成漏者。

食治老人五痔，血下不差，肛门肿痛，渐瘦，
鲇鱼方。

鲇鱼肉一斤　葱半把

上以白煮令熟，空心以蒜、醋、五味渐渐
食之。常作尤佳。

食治诸风方

食治老人中风，言语謇涩①，精神昏愦，
手足不仁，缓弱不遂方。

葛粉五两　荆芥一握　豉五合

寿亲养老新书

读经典　学养生

SHOU
QIN
YANG
LAO
XIN
SHU

卷一

上以搜葛粉如常作之，煎二味取汁煮之下、葱、椒、五味腩头，空心食之一二服。将息为效。忌猪肉荞面。

注

①謇（jiǎn）涩：言语艰涩不流利。謇，通"謇"，口吃，言辞不顺利。

食治老人中风，口面㖞偏①，大小便秘涩，烦热，**荆芥粥方**。

荆芥一把，切　青粱米四合，淘　薄荷叶半握，切　豉五合，绵裹

上以水煮取荆芥汁，下米及诸味煮作粥，入少盐醋，空心食之，常服佳。

注

①口面㖞（wāi）偏：口眼歪斜，面部偏瘫。多表现为病侧面部表情肌瘫痪，前额皱纹消失、眼裂扩大、鼻唇沟平坦、口角下垂。在微笑或露齿动作时，口角下坠及面部歪斜更为明显。类似于现代医学之面神经麻痹，即俗称"面瘫""吊线风"。

食治老人中风汗出，四肢顽痹，言语不利，**麻子饮方**。

麻子五合，熬，细研，水淹①取汁　粳米四合，净淘，研之

上以麻子煮作饮，空心渐食之。频作极补益。

注

①淹：浸渍。

食治老人中风，口目瞤动①，烦闷不安，**牛蒡馎饦方**。

牛蒡根切，一升，去皮，曝干，杵为面　白米四合，净淘，研之

上以牛蒡粉和面作之，向豉汁中煮，加葱、椒、五味薤头。空心食之。恒服极效。

注

①瞤（shùn）动：肌肉瘈动。

食治老人卒中风，口噤①，身体反张，不语，**大豆酒方**。

大豆二升，熬②之　清酒二升

上熬豆令声绝，即下酒投之，煮一二沸，去滓，顿服之，覆卧汗差。口禁拗③灌之。

注

①口噤：指牙关紧闭、口不能张开的症状。因其以牙关咬定难开为主要表现，故又称"牙关紧急"。
②熬：此处指干煎。类似熬谷（干炒谷物）。
③拗：撬开，扳开。

读经典 学养生
寿亲养老新书

SHOU
QIN
YANG
LAO
XIN
SHU

卷
一

食治老人中风，头旋目眩，身体厥强①，筋骨痛疼，手足烦热，心神不安，**乌驴头方**。

乌驴头一枚，炮去毛，净治之

上以煮令烂熟，细切。空心以姜、醋、五味食之，渐进为佳。极除风热。其汁如醲酒，亦医②前患，尤效。

①厥强（jiàng）：肢体冷而僵直难伸。
②医：医治。

食治老人中风，四肢不仁，筋骨顽强①，**苍耳叶羹方**。

苍耳叶五两，切，好嫩者　豉心二两，别煎

上和，煮作羹，下五味、椒、姜调和，空心食之尤佳。

①筋骨顽强：筋骨顽固疼痛、僵直、拘挛。

食治老人中风，热毒心闷，气壅昏倒，**甘草豆方**。

甘草一两　乌豆三合　生姜半两，切

上以水二升，煎取一升，去滓，冷，渐食服之。极治热毒。

食治老人中风烦热，言语涩闷，手足热，**乌鸡䐑方**。

乌鸡半斤，细切　麻子汁五合　葱白一把

上煮作䐑，次下麻子汁、五味、椒、姜，令熟，空心渐食之。补益。

食治老人中风，心神昏昧，行即欲倒，呕吐，**白羊头方**。

白羊头一具，治如常法

上以空心用姜醋，渐食之为佳。

食治老人中风邪毒，脏腑壅塞，手足缓弱，**蒜煎**。

大蒜一升，去皮，细切　大豆黄①炒，二升

上以水一升，和二味微火煎之，似稠即止。空心每服食，啖三二匙。亦补肾气。

注

①大豆黄：亦即大豆黄卷，中药，以豆科植物黑大豆的种子发芽后晒干而成，甘、平。归脾、胃、肺经。能清热透表，除湿利气。

食治老人久风湿痹，筋挛骨痛，润皮毛，益气力，补虚止毒，除面皯①，宜服**补肾地黄酒**。

生地黄一升，切　大豆二升，熬之　生牛蒡

读经典学养生　寿亲养老新书

SHOU
QIN
YANG
LAO
XIN
SHU

卷一

寿亲养老新书

读经典 学养生

SHOU
QIN
YANG
LAO
XIN
SHU

卷一

根一升，切

上以绢袋盛之，以酒一斗，浸之五六日。任性空心温服三二盏。恒作之尤佳。

①面䵟（gǎn）：面色黧黑枯槁。

食治老人风热烦毒，顽痹不仁，五缓六急，**驼脂酒方**。

野驼脂①五两，炼之为上

上空心温酒五合，下半匙以上脂，调令消。顿服之，日二服。极效。

①野驼脂：驼脂，驼科动物双峰驼肉峰内的胶质脂肪，味甘性温，有润燥、祛风、活血、消肿的功效。可治风疾、顽痹不仁、筋肉挛急、疮疡、肿毒、折伤等。

食治老人风挛拘急偏枯①，不通利，**雁脂酒方**。

雁脂五两，消之令散

上每日空心，温酒一盏，下脂半合许调，顿服之。

①偏枯：又名偏风，亦称半身不遂。指单侧肢体随

意运动的功能减弱或丧失，由于肢体失去了随意运动能力，后期会逐渐出现废用性萎缩，称为"偏枯"。

食治老人风虚痹弱，四肢无力，腰膝疼痛，**巨胜酒方**。

巨胜子①二升，熬　薏苡仁二升　干地黄半斤，切

上以绢袋贮，无灰酒一斗渍之②，勿令泄气，满五六日，任性空心温服一二盏，尤益。

注

①巨胜子：即黑芝麻，又称胡麻。

②无灰酒：是不放石灰的酒。古人在酒内加石灰以防酒酸，但石灰能聚痰，所以药用须用无灰酒。现代由于酿酒工艺进步，已无需加入石灰，应用一般黄酒即可。

食治老人风冷痹筋，脉缓急，**苍耳茶方**。

苍耳子二升，熟，杵为末

上每日煎服之，代茶常服。治风热明目。

食治老人热风下血，明目益气，除邪治齿疼，利脏腑，顺气，**槐茶方**。

槐叶嫩者，五斤，蒸令熟，为片，曝干，作茶，捣罗为末

上每日煎如茶法，服之恒益。除风尤佳。

读经典学养生　寿亲养老新书

SHOU
QIN
YANG
LAO
XIN
SHU

卷一

简妙老人备急方第十五

治一切伤损血出，消肿毒，**秦王背指散**。

宣连① 槟榔各等分

上为末，伤扑②干贴消肿，冷水调，鸡翎扫，妙。

注

①宣连：宣城产的黄连，又称宣黄连。宋代，黄连以宣城（现安徽宣城）产者品质为佳，称宣连。

②伤扑：泛指跌打损伤。扑，击打，扑跌。

治失音，**回声饮子**。

皂角一挺，刮去黑皮并子 萝卜二个，切作片

上以水二碗，同煎至半碗以下，服之不过三服，便语。吃却萝卜更妙。

治鼻衄，**醍醐酒**①。

上以萝卜自然汁半盏，热酒半盏，相和令匀，再用汤温过，服之立验。

注

①醍醐（tí hú）酒：本指从酥酪中提炼出的油。后借喻美酒。

补下元，乌髭须，壮脚膝，进食，悦颜色，

治腰疼，**杜仲丸**。

杜仲一两，炙令黄为度　补骨脂一两，炒令香熟，为末　胡桃仁一两，汤浸，去皮，细研

上件三味研令匀，炼蜜为丸，如梧桐子大。空心温酒下三十丸。

治一切眼疾，**洗眼药**。

胆矾一两，煅令白，去火毒用　滑石一两，研　秦皮半两　腻粉①二钱，化

上每用一字②，汤泡候温，闭目洗两眦头③，以冷为度。

注

①腻粉：亦名汞粉、轻粉。由水银、白矾、食盐合炼而成。有毒。
②一字：开元通宝（唐代的一种钱币）抄取药末，填去一字之量。一字药末的分量，约合一分，相当于0.3g）。
③两眦（zì）头：内外眼角处。眦，指眼角，近鼻处为"内眦"，近鬓处为"外眦"。

补益，疗眼有黑花，**明目川椒丸**。

川椒一斤，每用盐一斤，拌淹一宿，三度换盐，淹三夜，取出晒干，去盐用　黑参①半斤，锉

上二味为末，炼蜜为丸，如梧桐子大，每日盐汤下三十丸，食后、临卧服之。

寿亲养老新书

读经典 学养生

SHOU
QIN
YANG
LAO
XIN
SHU

卷
一

①黑参：即玄参，又称元参，玄参科草本植物玄参的根。苦、甘、咸、寒。归肺、胃、肾经。功效滋阴，降火、除烦、解毒。该药状似人参而色黑，故名。

治肾脏虚冷，肝膈浮热上冲，两目生翳，黑花风毒，久不治者，**青盐散方**。

青盐一两，生研　苍术一两，先用米泔水浸洗三日，焙干，切　木贼草一两，小便浸三日，焙干

上为末，空心熟水调下一钱。如大段青白不见物者，不过十服。小可只三二服。

治眼有冷泪，**木贼散**。

木贼一两，为末　木耳一两，烧为黑灰

上件二味同研令匀，每用二钱以清米泔煎熟，放温调下。食后、临卧各一服。

治肠风泻血①，**当日止方**。

附子一两，炮，去皮脐，为末　绿矾四两，用瓶子盛之，火，食顷候冷，取食盐一合，硫黄一两，同矾研，根据前入瓶子内烧，食久②候冷取出，研细用之

上二味一处研令匀，粟米粥为丸如桐子大。空心，用生地黄汁下三十丸。当日止，一月除根，亦可久服。助下元，除风气，补益脏腑。

寿亲养老新书

读经典 学养生

SHOU
QIN
YANG
LAO
XIN
SHU

①肠风泻血：此处指因脏腑劳损，气血不调，以及风冷或热毒搏结于大肠，导致的便血。

②食久：吃一顿饭的时间。久，指经过的时间长短。

治泻痢，**乳香散**。和气，止藏毒①泻血，腹内疗痛②等。

乳香少许　诃子皮一分　当归半两　木香半分

上细锉，与乳香微炒，候当归干为度，杵为末，每服二钱，用陈米，第三度泔六分一盏③，煎至五分。空心午前服。此方最妙，患及百余日者，服之皆愈。

①藏毒：即脏毒，病名。指脏中积毒所导致的痢疾。

②疗痛：绞痛

③第三度泔六分一盏：用淘洗陈粳米的第三次的泔汁一盏的十分之六。

芸香丸　治风血留滞下成肠风，痔疾。

鹿角一两，烧令红，候冷，研　芸薹子半两，微炒

上二味为末，醋煮，面糊为丸，如桐子大。每服十丸，饭饮下，温酒下亦得，空心食前服。

白香散　治一切恶疮，疼痛不可忍者。

枫香一分，纸衬于地上，食顷令脆，细研　腻

上二味，同细研令匀。每有患者，先用口内含浆水令暖，吐出洗疮令净后，以药末干敷之，疼痛立止，贴至差为度。

治金疮水毒及木签刺，痛疽热毒等，**刻圣散方**，金疮，此药最妙。

糯米三升，拣去粳米，入瓷盆内，于端午日前四十九日，以冷水浸之，以一日两度换水，轻轻以手淘，转，沥去水，勿令搅碎，浸至端午日取出。用干生绢裹，挂于通风处收之。

上，旋取少许，炒令焦黑，碾为末，冷水调如膏药大小，裹定疮口外，以绢布包定，更不要动着，候疮愈。若金疮误犯生水，疮口作脓，烘渐甚者，急以药膏裹定三食时，肿处已消，更不作脓，直至疮合。若痛疽、毒疮初发，才觉燋肿赤热，急以膏药贴之，一宿便消。喉闭及咽喉肿痛，咤腮，并用药贴项下及肿处。若竹木签刺入肉者，临卧贴之，明日揭看，其刺出在药内。若贴肿毒，干即换之，常令湿为妙。惟金疮水毒不可换，恐伤疮口。

治手臂疼痛，冷重无力，**虎骨散**。

虎骨二钱，为粗末，炒黄　羚羊角屑二两　芍药二两

读经典　学养生

寿亲养老新书

SHOU
QIN
YANG
LAO
XIN
SHU

卷一

上，一处酒浸一宿，焙杵为末。每服二钱，食前暖酒调下。

治上焦风热毒疮肿，**黄芪散**。并治发背[1]热毒。

黄芪二两　防风一两半　甘草一两，炙

上为末，如茶点服一钱。

①发背：痈疽生于脊背部位。

治风气[1]，**神白散**。

白芷二两　甘草一两

上锉成骰子大。慢火一处炒，令深紫色，勿令焦黑。放地上，出火毒，杵为末。每服一钱半，水八分一盏，姜二片、枣二个，同煎至六分，通口服。如伤寒时疾[2]，去枣姜，却入葱白三寸，豉五十粒，根据前服。如人行五七里以来[3]，更服，汗出为妙。

①风气：此指虚邪贼风。
②时疾：具有季节性、流行性的疾病。
③如人行五七里以来：如人行走七华里路程的时间。

寿亲养老新书　读经典学养生

SHOU
QIN
YANG
LAO
XIN
SHU

卷
一

读经典 学养生 寿亲养老新书

SHOU
QIN
YANG
LAO
XIN
SHU

卷一

治一切心腹刺痛，**应痛丸**。

乳香一两　五灵脂一两　没药一两　川乌头二两，去皮脐

上为末，面糊为丸，如桐子大。每服熟水吞下二十丸。

治赤白痢方

黄连半两　汉椒一两

上同炒，令黄色，去火毒，为末，以多年水梅肉，丸如绿豆大。每服二十丸，盐汤下。小儿加减用之。

续添

年老丰肥之人，承暑冒热①，腹内火烧，遍身汗流，心中焦渴。忽遇冰雪冷浆，尽力而饮，承凉而睡，久而停滞。秋来，不疟则痢。

年老丰肥之人，不可骑马，恐有坠堕。宜别置乘座器具，稳当无失。

老人目暗耳聋，肾水衰而心火盛也②。若峻补③之，则肾水弥涸，心火弥茂。

老人肾虚无力，夜多小溲。肾主足，肾水虚而火不下，故足痿。心火上乘肺而不入胕囊④，故夜多小溲⑤。若峻补之，则火益上行，胕囊亦寒矣。

老人喘嗽，火乘肺也。若温补之，则甚。

峻补之，则危。

老人脏腑结燥，大便秘涩，可频服猪羊血，或葵菜血脏羹，皆能疏利。

老人可常服杏汤。杏仁板儿[6]，炒熟，麻子、芝麻作汤服之。亦能通利。

注

①承暑冒热：感受暑热之邪。乘、冒，都是承受的意思。

②肾水衰而心火盛也：根据中医理论，心属火，肾属水，心火必须下降到肾，使肾水不寒，肾水必须上炎于心，使心火不亢，这称为心肾相交，或者叫水火相济。若肾水不足上济于心，心火独亢，则"肾水衰而心火盛"。

③峻补：用药性强大或大剂量的补益药治疗气血阴阳极度虚损的方法。

④脬（pāo）囊：即膀胱。

⑤小溲（sǒu）：小便。膀胱为州都之官，主尿液的贮存排泄，其正常功能需要肺通调水道和肾气化功能的支持，若心肾不交，则膀胱失约，导致夜间尿多。

⑥杏仁板儿：杏仁片儿。

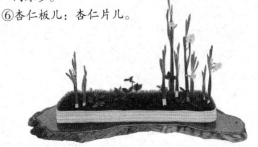

寿亲养老新书

读经典 学养生

SHOU
QIN
YANG
LAO
XIN
SHU

卷二

卷二

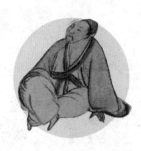

保养

安乐①之道，惟善保养者得之。孟子②曰：我善养吾浩然之气。太乙真人③曰：一者少言语养内气；二者戒色欲养精气；三者薄滋味养血气；四者咽精液养脏气；五者莫嗔怒养肝气；六者美饮食养胃气；七者少思虑养心气。人由气生，气由神住，养气全神，可得真道。凡在万形之中，所保者莫先于元气。摄养之道，莫若守中实内以陶和，将护之方须在闲日，安不忘危，圣人预戒，老人尤不可不慎也。春秋冬夏，四时阴阳，生病起于过用，五脏受气，盖有常分④，不适其性而强云为，用之过耗，是以病生。善养生者，保守真元，外邪客气，不得而干⑤之。至于药饵，往往招徕真气之药少，攻伐和气⑥之药。多故善服药者，不如善保养。康节先生⑦诗云：爽口物多终作疾，快心事过必为殃。知君病后能服药，不若病前能自防。郭康伯遇神人授一保身卫生之术云：但有四句偈⑧，须是在处受持⑨。偈云：自身有病自心知，身病还将心自医。心境静时身亦静，心生还是病生时。郭信用其言，知自护爱，康强倍，常年几⑩百岁。

注

①安乐：指安宁快乐的心理、生活状态。
②孟子：名轲，战国时期儒家代表人物，古代著名思想家、教育家、政治家，著有《孟子》。
③太乙真人：又称太一真人、泰一真人，清徽派的一位宗师。
④常分：定分。命运前定，人力难改，此处借指邪气侵犯脏腑有特定规律。
⑤干：冒犯。
⑥和气：元气，中和之气。
⑦康节先生：指邵康节。名雍，字尧夫，康节为谥号。宋代著名的卜士。
⑧偈（jì）：佛经中的唱词。
⑨在处受持：处处领受忆持。在处，凡所在之处，即处处，到处之意。受持，领受忆持，佛教用语，思想上接受相关的戒律，并身体力行。
⑩几（jī）：将近。

服药

　　沈存中[1]云：人非金石，况犯寒暑雾露，既不调理，必生疾病，常宜服药，辟外气和脏腑也。平居服七宣丸、钟乳丸，量其性冷、热、虚、实，自求好方。常服红雪三黄丸、青木香丸、理中丸、神明膏、陈元膏、春初冰解散，天行茵陈元散，皆宜先贮之，以防疾发，忽有卒急，不备难求。其防危救急不可阙[2]者。伏火[3]丹砂，保精养魄，尤宜长服。伏火硫黄，益气，除冷癖，理腰膝，能食有力。小还丹，愈疾去风。伏火磁石，明目坚骨。伏火水银，压热镇心。金银膏，养精神去邪气。如上方药，固宜留心，其余丹火，须冀神助，不可卒致。有心者亦宜精恳，或遇其真。

注

①沈存中：沈括，字存中，号梦溪丈人，汉族，浙江杭州钱塘县人，北宋政治家、科学家。

②阙：空缺。

③伏火：炼制外丹的一种方法。指将矿石药加热处理（多与特殊的辅料一起），使其变为高温下不气化挥发的另一种物质，从而达到制伏矿石药火毒、利于服用的目的。

贮药

　　丸散皆以深笋沙合①盛之，勿用有油即受湿。外为漆椟，椟笋亦欲深，深则湿气难入。椟②中夹灰净磨之，勿漆则不受润③。更集缯纩④为袱，厚袱之，更以毡冒⑤椟口，纵有润气自缝中入，亦为毡纩所收。暑月三焙之，遇雨则入煴⑥室，贮茶如此亦善。药璞新瓷罂⑦盛，蜡纸幂⑧之，悬于东檐楣上，令常得晨日，勿令沾雨，久阴则一焙，移置深室，晴复出之，数品同一罂可也。喜蛀物，用旧曾贮油麻罐，净拭，置药其中即不蛀。

①笋：同"榫"，器物利用凹凸方式连接处凸出的部分。沙合：用陶土和沙烧制的盒子。

②椟（dú）：函匣、柜一类的收藏用具。

③润：潮湿。

④缯纩（zēng kuàng）：缯帛与丝绵的并称。

⑤冒：盖。

⑥煴（yǔn）：温暖、暖和。

⑦璞新瓷罂：璞，原指未加工雕琢的玉石，此制未加工的药材。瓷罂，盛酒浆等用的陶瓷容器。

⑧幂（mì）：以巾覆物。此处谓用蜡纸包好遮住。

煴阁

南方暑雨时，茶、药、图、籍、皮毛、胶糊物、弓剑、色衣、笔墨之类，皆恶蒸溽，悉可置在阁中。若山居即依山为阁，其高去地一丈，则不复有蒸润。阁中循壁为厨，厨三层，壁仍板弥之。前后开窗，梁上为长笐，物可悬者，悬于笐，余悉置格上。天日明燥，即大开门窗令纳风日。阴晦则密闭，中设煴炉，常令火气郁郁然。

又法：煴阁中布卧床，床下新出窑炭实之，乃置物床上永不蒸润，更不须着火，其炭至秋供烧，明年复易新炭。床上慎不可卧，卧者多病暗，屡有验，盖为火气所烁也。

又法；有余力则设一小阁子，但去地盈丈以上，自无蒸矣。

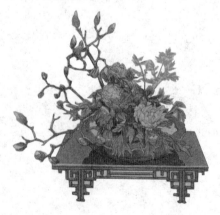

集方

　　凡人少、长[1]、老，其气血有盛壮衰三等。岐伯[2]曰：少火之气壮，壮火之气衰[3]，盖少火生气，壮火散气，况复衰火，不可不知也。故治法亦当分三等，其少日服饵之药，于壮老之时，皆须别处之。陈令尹[4]集方，俱为老人备用，今所续编，亦皆据平日见闻，为老人对证处方者品列之。

①长：成年。

②岐伯：我国远古时代最著名的医家。

③少火之气壮，壮火之气衰：语出《黄帝内经·素问·生气通天论》。少火，指平和的阳气。壮火，指过亢的阳气。气，元气。此二句是为说明阳气正常有益于人，过亢有害于人，过犹不及。

④陈令尹：即陈直。因陈直曾任泰州兴化县令，故称"令尹"。令尹，原为楚国在春秋战国时代所特有的最高官衔，掌握政治事务，发号政令，总揽军政大权。后泛指县、府等地方行政长官。

天下受拜平胃散

　　常服温养脾元，平和胃气，宽中进食。仍治脾胃不和[1]，膈气噎塞[2]，呕吐酸水，气刺气闷，胁肋虚胀，腹痛肠鸣，胸膈痞滞，不美饮食[3]。

寿亲养老新书

读经典 学养生

SHOU
QIN
YANG
LAO
XIN
SHU

卷二

川厚朴去粗皮　陈橘皮汤洗，不去瓤　甘草以上各三两，锉　南京小枣二百枚，去核，切　生姜和皮四两，薄切　茅山苍术五两，去皮米泔浸一宿，锉

上六味用水五升，慢火煮干，捣作饼子，日干再焙，碾为细末。每二钱，入盐少许点。如泄泻，每服三钱，生姜五片，乌梅二个，盐少许，水一盏半，煎八分服。此药人人常服，独此方煮透，滋味相和而美，与众不同，所以为佳，老人尤宜服之。

①脾胃不和：脾胃同在中焦，脾主升，胃主降，这里指脾胃的升降出现异常，功能失调。
②噎塞：即噎膈，指食物吞咽受阻或食入即吐的疾病。
③不美饮食：口淡无味。

易简方①

缩脾饮　草果、乌梅、缩砂、甘草各等分，干葛、白扁豆各减半，老人加附子。每服五钱，水一碗，生姜十片，煎至八分，浸以熟水②，令极冷，暑月用此代熟水饮之，极妙。

注

①易简方：医方著作，凡一卷。宋代王硕撰，选方

以《三因方》为主，数量虽不多，却切于临床实用，当时流传甚广。

②熟水：开水。

降气汤① 老人虚气上壅，当间以生附子加生姜煎，临熟以药汁浓磨沉香，水再煎一沸，服之尤为稳当。

调气散 老人寒疝作疼不可攻击，改为哎咀每服二钱。水一大盏，生姜、紫苏、盐煎服，或煎茴香，盐、酒调下，末子亦得。

养正丹 年高人脏腑寒秘者，尤宜服之。

来复丹 老人寒秘，悉能主之。一法，治老人寒气入腹，小便不通者。用生姜半两，连根叶和泥，葱一茎，盐一捻，豆豉五十粒，烂研略炒，奄脐中心。作两剂，更易用之，以利为度，亦良法也。

震灵丹 老人血痢，白梅茶下。

红丸子 治大人小儿脾胃等患，极有神效。治病不能伤耗真气，应老人、小儿、妊妇皆可服之。

青州白丸子 治一切痰涎为患，常服有功。咳嗽痰实，咽喉作声，老人小儿皆宜服之。

予家已刊易简方大字本，兹不赘述本方。

注

①降气汤：由前胡、厚朴、当归、甘草各二两，肉桂、

读经典 学养生

寿亲养老新书

SHOU
QIN
YANG
LAO
XIN
SHU

卷
二

陈皮各三两，半夏五两组成。上七味研末，并紫苏子五两微炒碾破，每服四钱，水一盏半，姜五片，枣一个，水煎至六分，去滓，随时服用。

秘传六和元

益老扶羸，助脾活血，进美饮食，第一平和之剂。

熟地黄十两　破故纸　菟丝子　白茯苓去黑皮，晒　山药并同十两，晒干　胡桃五十颗，须用赣州信丰产者佳

上先将熟地黄、破故纸、菟丝子三味酒浸一宿，次早甑上蒸，日中曝干，九浸、九蒸、九曝，候十分干次。和白茯苓、山药二味，杵臼中舂①令极细，为末。次用胡桃研烂和五味令匀，用酒煮，面糊为丸，如梧桐子大，每服三十丸，空心温酒盐汤下此方不犯铁气所以佳妙。

①舂（chōng）：把东西放在石臼或乳钵里捣掉皮壳或捣碎。

神仙不老丸

不老仙方功效殊，驻颜全不费工夫。人参牛膝川巴戟，蜀地当归杜仲俱，一味地黄生熟用，菟丝柏子石菖蒲，更添枸杞皮兼子，细末蜜丸

梧子如。早午临眠三次服，盐汤温酒任君须，忌餐三白并诸血，能使须乌髪亦乌。

人参新罗者，须是团结、重实、滋润。去芦头，刷洗净，焙干，薄切焙燥，秤二两　川牛膝长三四尺而滋润者，去苗。刷洗净，焙干，寸截，用酒浸一宿，焙燥，秤一两半　川巴戟色黑紫沉重大而穿心者佳，若色带黄而浮轻者非。刷洗净，焙干，细切刷酒，浸一宿，焙燥，秤二两　川当归大茎，其稍如马尾状，滋润辛芬香者，去芦头，刷洗净，焙干，细切，用酒浸一宿，焙燥，秤二两　杜仲截之多丝者，削去粗皮，只取其肉，如取肉桂之法，然后刷洗净焙干，横理锉之如豆，用麦麸炒令丝断色黑，去麸别磨，秤一两半　地黄冬节前取，以水浸，沉者为是。去其浮者捣取汁，浸令浃，蒸毕，焙干，如是者三。色黑味甘为度，用时以生干熟二种焙干，酒浸一宿漉出，竹刀细切，焙干，各秤一两，忌铁器　菟丝子小如芥子，极坚硬者佳，大而轻者非用。新布缲起，挼洗，焙干，以酒浸一宿，又添酒浸一宿，漉出，将温汤淋去酒，焙燥别磨，秤二两　柏子仁色红而滋润者，去壳取仁，秤一两，细研，临时和入众药　石菖蒲紧细节密者，去毛刷洗净，焙干，米泔浸一宿，再焙干，细切焙燥，秤一两　枸杞子色白而肥润，去蒂洗净，焙干用酒浸一宿，焙干，秤一两　地骨皮色黄入手轻者佳，重者非。略去浮皮，净洗焙干，薄切焙干，秤一两

读经典 学养生

寿亲养老新书

SHOU
QIN
YANG
LAO
XIN
SHU

卷
二

上十二味，选之贵精，制之如法，不可晒，只用慢火焙[1]。若太燥则又失药气，只八分干，即于风前略吹，令冷热相激，便十分燥。取净秤分两，磨如细散，炼白蜜以火日搜和，入木、石臼内，捣数百杵，圆如梧桐子大，每日空心、午间、临卧三次服，每服七十粒，盐酒、盐汤任下，忌食葱白、薤白、芦菔、豆粉及藕、诸般血。盖藕能破血，诸血能解药力，若三白调食亦无他，止令人须发返白耳，合时忌秽触，并妇人、孝子、鸡犬等见。

陈书林煜云：此方非特乌髭发，且大能温养荣卫[2]，补益五脏，和调六腑，滋充百脉，润泽三焦[3]，活血助气，添精实髓，须是节欲，使药力相须，乃见功效之速。

①焙：用微火烘烤。
②荣卫：指气血。
③三焦：中医藏象学说中一个特有的名词，六腑之一，位于躯体和脏腑之间的空腔，包含胸腔和腹腔，人体的其他脏腑器官均在其中，是上焦、中焦和下焦的合称，即将躯干划分为3个部位，横膈以上内脏器官为上焦，包括心、肺；横膈以下至脐内脏器官为中焦，包括脾、胃、肝、胆等内脏；脐以下内脏器官为下焦，包括肾、大肠、小肠、膀胱。

三仙丹（又名长寿丸）

一乌二术三茴香，久服令人寿命长。善治耳聋并眼暗，尤能补肾与膀胱。顺气搜风轻腰膝，驻颜活血鬓难苍。空心温酒盐汤下，谁知凡世有仙方。

川乌头一两，去皮尖，锉作骰子块，用盐半两炒焦烈　茴香三两，炒香　苍术二两，米泔浸一宿，用竹刀刮去粗皮，切片用　葱白一握，共炒黄

上为细末，酒糊为丸，如梧子大，每服五十丸，空心、食前温盐酒或盐汤下，一日两服，切忌诸血。

陈书林晔云：先公晚年常服此，饮啖倍进。后见钱都仓，年八十须鬓皆黑，询其所以，云：自三十岁以后日进一服。

八仙丹

治虚损，补精髓，壮筋骨，益心智，安魂魄，令人悦泽驻颜，轻身，延年益寿，闭固天癸[①]。

伏火朱砂　真磁石　赤石脂　代赭石　石中黄　禹余粮六味并用醋淬　乳香　没药八味各一两

上为细末，匀研极细，糯米浓饮，丸如梧桐子大，或如豆大。每服一粒，空心盐汤下。

有人年几七旬，梦漏羸弱，气惙惙[②]然虚损，得此方服之，顿尔强壮，精气闭固，饮食如旧。

①天癸：促进生长发育与生殖功能的精微物质。

②惙惙（chuò）：呼吸短促貌。

草还丹

延年益寿，耐寒暑，能双修德行，可登地仙①。

补骨脂　熟地黄　远志　地骨皮　牛膝　石菖蒲

上等分末，酒糊为丸，如梧桐子大，每服三五十丸，空心日午②温酒下，盐汤、熟水亦可。

大治虚劳白浊③，乃翊圣真君降授与张真人④方，服之百日，百病除。二百日精髓满，视听倍常，神聪气爽，瘟疫不侵。三百日，步骤轻健，鬓须如漆，返老还童。

注

①地仙：方士称住在山间的仙人。

②日午：中午。

③白浊：尿液混浊不清，色白如泔浆。

④张真人：即张三丰，武当道教创始人，一代宗师。

小丹

益寿延年，安宁神志魂魄，流滋气血脉络，开益智慧，释散风湿，耳目聪明，筋力强壮，肌肤悦泽，气宇泰定。

熟地黄　肉苁蓉酒浸各六两　五味子　菟丝子酒浸各五两　柏子仁别研　石斛　巴戟去心　天门冬去心　蛇床子炒　覆盆子各三两　续断　泽泻　人参　山药　远志去心炒焦　山茱萸　菖蒲　桂心　白茯苓　杜仲锉,炒丝断,各二两　天雄二两,炮去皮脐,秤　炼成钟乳粉扶衰三两,续老二两,常服一两,气完则折去

上为末,蜜丸如梧桐子大,食前酒服三十丸至五十丸,忌五辛、生葱、芜荑、饧、鲤。

虚人多起,去钟乳,倍地黄;多忘,倍远志、茯苓;少气神虚,倍覆盆子;欲光泽,倍柏子仁;风虚[1],倍天雄;虚寒,倍桂心;小便赤浊,三倍茯苓,一倍泽泻;吐逆,倍人参。

此方补劳益血,去风冷百病,诸虚不足,老人精枯神耗,女子绝伤断绪[2],并皆治之。

注

①风虚:风冷乘虚侵袭。
②断绪:病名,即不孕。

交感丹

俞居易之祖通奉云:予年五十一岁,遇铁瓮申先生,授此秘术。确志行持,服食一年,大有补益,平日所服药一切屏去,而饮食嗜好不减壮岁,此药之功大矣。今年八十有五,享

读经典学养生　寿亲养老新书

SHOU
QIN
YANG
LAO
XIN
SHU

卷二

寿亲养老新书

读经典 学养生

SHOU
QIN
YANG
LAO
XIN
SHU

卷二

天然之寿，爰以秘方传之世人，普愿群生，同登道果，后有牙药可同用之。

茯神四两　香附子一斤，用新水浸一宿，白内锉去毛，炒令黄色

上为细末，炼蜜丸如弹子大。每服一丸，早晨细嚼。用降气汤下。

降气汤

茯神一两　香附子半两，制法如前　甘草一两半，炙

上为细末，每服二钱，沸汤点下前药。

揩牙法①

香附子五两，修治如前法，捣生姜四两，同腌一宿，炒令焦黑　青盐二两，研细，拌匀，同上药收

上每夜临卧，以少许揩牙如常法。

①揩（kāi）：擦，抹。

神仙训老丸

昔有宣徽使①在钟南山路边，见村庄一妇人，年方二八，持杖责一老儿，年约百岁。宣徽驻车，令问何故，妇人至车前云：此老儿是

妾长男。宣徽怪之[2]，下车问其仔细。妇人云：适来[3]责此长男，为家中自有神药，累训令服，不肯服，至令老迈，须发如霜，腰曲头低，故责之。宣徽因恳求数服，并方以归，常服延年益寿，气力倍常，齿落再生，发白再黑，颜貌如婴儿。

生干地黄　熟干地黄各五两　川椒十两不去核　牛膝五两酒浸了为末　大黑豆一升生用　干山药五两　雌雄何首乌各十两，雌者白，雄者赤，雄者不碾　肉苁蓉五两　枸杞五两　藁本十两，洗

上将雌何首乌为末用。水甑[4]内，旦辰蒸，日出晒，夜间露，如此九蒸九晒九露数足，焙焦为末，酒糊丸，如梧桐子大。空心温酒盐汤下，忌萝卜。

此药性温无毒，治百病，补下元，光泽皮肤，婴儿亦可服之。

注

①宣徽使：官名。出现于唐朝中期，本宦官之职，管领内侍，并掌朝会、大典时的宣答。至宋主管朝廷礼仪、宴享百官、供帐、领殿前、内诸司之籍，并负有谏议、督修宫掖之责，时有奉令外出执行某种特殊使命。

②怪之：觉得此事奇怪。

③适来：刚才。

④甑（zèng）：古代蒸食炊具，陶制，底部有孔。

寿亲养老新书　读经典　学养生

SHOU
QIN
YANG
LAO
XIN
SHU

卷二

读经典 学养生

寿亲养老新书

SHOU
QIN
YANG
LAO
XIN
SHU

卷
二

经进地仙丸

凡丈夫妇人，五劳七伤，肾气衰败，精神耗散，行步艰辛，饮食无味，耳焦眼昏，皮肤枯燥，妇人脏冷无子①，下部秽恶②，肠风痔漏，吐血泻血，诸风诸气，并皆治之。

川牛膝酒浸一宿，切焙　肉苁蓉酒浸一宿，切焙　川椒去目③　附子炮，已上各四两　木鳖子去壳　地龙去土，已上各三两　覆盆子　白附子　菟丝子酒浸研　赤小豆　天南星　防风去芦　骨碎补去毛　何首乌　萆薢　川羌活　金毛狗脊去毛　乌药以上各二两　绵黄芪　人参各一两　川乌炮　白茯苓　白术　甘草各一两

上为细末，酒煮面糊为丸，如梧桐子大。每服三四十丸，空心温酒下。

陶隐居④以此方编入《道藏》，时有人母幼年得风气疾，久治不瘥⑤，五十余年。隐居处此方，修合⑥，日进二服，半年，母病顿愈，发白返黑，齿落再生，至八十岁，颜色如少年人，血气筋力倍壮，耳目聪明。其家老仆七十余岁，窃服此药，遇严冬，御绨葛⑦，履霜雪无寒色，有别业⑧去家七十里，每使老仆往返，不移时⑨又能负重，非昔时比，几成地仙。

注

①脏冷无子：即宫寒不孕。

读经典学养生
寿亲养老新书

SHOU
QIN
YANG
LAO
XIN
SHU

卷二

②下部秽恶：指妇人患有带下淋漓或崩漏下血等
病症。

③去目：去除椒目。川椒的种子名椒目，性冷长于
利水，另做他用。

④陶隐居：即陶弘景，字通明，号华阳隐居，南朝齐、
梁时期的道教思想家、医药家、炼丹家、文学家，
著有《神农本草经集注》《名医别录》等。

⑤瘥：痊愈。

⑥修合：指中药的采集、加工、配制过程。修，对
未加工药材的炮制。合，对药材的取舍、搭配、组合。

⑦御绤（chī）葛：衣着夏装。御，使用。绤葛，
即葛布，可做夏装的用葛草纤维织成的布，俗称
"夏布"。

⑧别业：古人建在郊外的别墅。

⑨不移时：不到一个时辰，不一会儿。

八味丸

刘戴花方，老人常服，延寿延年。

川巴戟一两半，酒浸去心，用荔枝肉一两，
同炒赤色，去荔枝肉不用　高良姜一两，锉碎，用
麦门冬一两半，去心同炒，赤色为度，去门冬　川
楝子二两，去核，用降真香一两，锉碎同炒，油出
为度，去降真香　吴茱萸一两半，去梗，用青盐一
两同炒后，茱萸炮，同用　胡芦巴一两，用全蝎
十四个同炒后，胡芦巴炮，去全蝎不用　山药一两
半，用熟地黄同炒焦色，去地黄不用　茯苓一两，
用川椒一两，同炒赤色，去椒不用　香附子一两半，
去毛，用牡丹皮一两，同炒焦赤色，去牡丹皮不用

读经典 学养生

寿亲养老新书

SHOU
QIN
YANG
LAO
XIN
SHU

卷二

上一处研为细末，盐煮面糊为丸，如梧桐子大。每服四五十丸，空心食前盐汤下，温酒亦得。

此方温平补肝肾，清上实下，分清浊二气，补暖丹田，接华池真水[1]，三车不败，五漏不生[2]，热不流于上膈，冷不侵于脾胃，令人耳目聪明。治积年冷病，除累岁沉疴[3]，兼治遗精白浊，妇人赤白带下，其效如神。

①华池真水：道家用语，华池指口的舌下部位。人体水液以其存在状态及性质，又有"真水"与"客水"之分，一身津液皆为机体所需，称为真水。

②三车不败，五漏不生：三车，指使者车、雷车、破车，比喻内丹修炼的三个层次。五漏，指人体漏精漏气的状态。

③沉疴：拖延日久的重病。

双补丸

刘上舍之祖在京师辟雍①，得史载之②家传方，服此四十载，享年八十七岁。

熟地黄半斤，补血　菟丝子半斤，补精

上为细末酒糊为丸，如梧桐子大，每服五十丸，人参汤下。

此方治下部虚冷，平补不热不燥。气不顺，沉香汤下。心气虚，茯苓汤下。心经烦燥，酸枣仁汤下。小便少，车前子汤下。小便多，益智汤下。

寿亲养老新书 读经典 学养生

SHOU
QIN
YANG
LAO
XIN
SHU

卷二

注

①上舍：宋代太学分为外舍、内舍和上舍，上舍为最高级。辟雍，古代为教育贵族子弟设立的大学。

②史载之：即史堪，字载之，宋代医家，因只用一味紫菀治愈权臣蔡京便秘一症而闻名，著有《史载之方》。

二黄丸

黄德延曰：夫人心生血，血生气，气生精，精盛则须发不白，颜貌不衰，可以延年益算，其夭阏①者，多由服热药性燥，不能滋生精血也。予深烛此理，以谓药之滋补，无出生熟二地黄，天麦二门冬，世人徒知服二地黄，而不知以门冬为引导，则服二地黄者，徒过去尔。生地黄生精血，用天门冬引入所生之地。熟地黄补血，用麦门冬引入所补之地，四味互相。该说载于《本草》，可考而知。而又以人参为通气之主，使五味并归于心，药之滋补，无出于此。

生地黄　熟地黄　天门冬去皮　麦门冬去心，各一两　人参一两

上五味为末，炼蜜为丸如梧桐子大。每服三十九至五十九，空心温酒盐汤下。

此方常服，十日明目，十日不渴，自此以往，可以长生。予登真人之位，此药之功也。

①天阏：遏阻、阻拦，此处指死亡。

赢黑白丹

治年尊气血虚耗，精血少不能荣养经络，精神枯瘁，行步战掉，筋脉缓纵①，目视茫茫。

黑丹　用麋茸，去床骨皮毛，酒浸一宿，酥炙令黄；又用鹿茸，事治如麋茸之法，各等分，并为细末，酒糊为丸如梧子大

白丹　用钟乳粉一味，糯米糊为丸

上用此二丹，杂之而服，如觉血少，即多用黑丹；如觉气不足，即多用白丹。温酒或米饮吞下，空心食前服。史丞相常服此二丹。

①缓纵：微微抽动。

还少丹

西川罗赤脚方，大补心肾，治一切虚败，心神耗散，筋力顿衰，腰脚沉重，肢体倦怠，血气赢乏，小便昏浊①。服药五日，颇觉有力；十日，精神爽健；半月，气稍壮；二十日，耳

寿亲养老新书

读经典 学养生

SHOU
QIN
YANG
LAO
XIN
SHU

卷二

目聪明；一月，夜思饮食；久服令人身体轻健，筋骨壮盛，怡悦颜色。妇人服之，姿容悦泽，大暖子宫，去一切等疾。

山药　牛膝酒浸一宿，焙干，各二两　远志　山茱萸　白茯苓　五味子　肉苁蓉酒浸一宿，切，焙干　石菖蒲　巴戟去心　楮实子　杜仲去粗皮，姜汁并酒涂　茴香各一两　枸杞子　熟干地黄各半两

上为细末，炼蜜入枣肉为丸，如梧桐子大。每服三十丸，温酒盐汤下。日进三服，空心食前。看证候加减用药，身热加山栀子一两，心气不宁加麦门冬子一两，精液少加五味子一两，阳气弱加续断一两。

注

①昏浊：即混浊。

胜骏丸

治老人元气不足，真气虚弱，及诸虚寒湿气进袭，手足拳挛①，屈伸不得，筋脉不舒，行步不随②。常服益真气，壮筋骨，治肤，散一切风。

附子一枚，八九钱重，去皮脐　当归一两，酒浸一宿　天麻酒浸　牛膝酒浸　酸枣仁炒　防风各一两　熟地黄酒浸　没药别研　木香不见火

全蝎去嘴、足、稍、尾　羌活　甘草炙　槟榔
草薢炒　苁蓉酒浸　破故纸　巴戟各一两　木瓜
四两　麝香二钱半，别研　乳香半两，别研

上二十味，除乳香、没药、麝香别研外，
捣罗为末，用生地黄三斤，净洗研烂如泥，入
无灰酒③四升，烂煮如膏，以前药拌匀，杵令坚，
每两分作十丸。每服一丸，细嚼，临卧酒送下。
如服半月，见效甚速，无事人服此，亦壮筋力，
行步如飞，故名胜骏。此药专在地黄膏要熬得
好，惟春夏好合，以有生地黄也。若合半剂，
每味减半此方黄谦仲传于永福陈学谕。

①拳挛：屈伸不利。
②不随：不能随意运动。
③无灰酒：不放石灰的酒。古人在酒内加石灰以防
　酒酸，但石灰能聚痰，所以药用须无灰。

烩脯散①

老人脾胃久弱，饮食全不能进，两服主效。
王医继先②进高庙③方。

附子七个，炮　丁香　藿香叶　官桂　木
香各三钱　人参半两

上为末，每服二大钱，以寻常辣糊蒳半盏，
热调服，用匙挑服之。

①鲙（kuài）：切得很细的鱼或肉。齑（jī），细切后用醋、盐、酱等浸渍的蔬果或肉，如腌菜、酱菜、果酱之类。。
②王医继先：王继先，南京人，以医术而晋升官职，曾参与校订《证类本草》，并编成《绍兴本草》。
③高庙：先皇。

姜黄散

治老人脾泄①。

鹰爪黄连一两，断作小段　生姜四两，净洗和皮，切作骰子块

上于银器内同炒，得姜焦黄色，去姜以黄连碾为细末，腊茶②清调下二钱，不拘时，吴兴沈漕德器传。

①脾泄：因脾虚所致的便溏。
②腊茶：指陈茶。

通利散

治老人秘涩。

和剂方，嘉禾散须用广州增城县随风子。

上每服三大钱，水一盏半，生姜三片，枣二枚，煎至七分，入蜜一匙，再煎，去滓，不拘时，制帅刘尚书用光传。

137

脾约丸①

治老人津液少，大便燥，小便涩②，其脾为约。

大黄二两，酒洗焙　厚朴　枳壳　白芍药各半两　麻了仁一两，微炒　杏仁三分

上为末，蜜丸如梧桐子大。每服二十丸，温水下。加至三十丸。

①脾约：病名。脾虚津少，肠液枯燥，以小便频、便秘、口干、腹胀、纳食尚可等为主要表现。

②涩：不流畅。

磨积丸

治老人磨滞积①，去浮肿。

厚朴　白姜②　缩砂　胡椒　青皮　苍术麦芽　陈茱萸　肉桂不见火

上用醋同盐煮，再焙干为细末，酒糊为丸如梧桐子大。每服十丸，日午或临睡香附子煎汤吞下，橘皮汤亦得。此方老幼常服，快脾进食。

注

①积：指饮食、水液等代谢障碍而产生的有形物质。这里指食物不消化。

②白姜：干姜以白净而结实者为良，故称白姜。

白芷丸

治老人气虚头晕。

白芷　石斛　干姜各一两半　细辛　五味子　厚朴　肉桂　防风　茯苓　甘草　陈皮各一两　白术一两一分

上为细末炼蜜丸，如梧桐子大，每服三十丸，清米饮下，不饥不饱服。邵致远年八十有三，有此疾得此方，数服即愈，杨吉老传。

治眼昏夜光育神丸

养神明[1]，育精气，主健忘，益智聪心补血，不壅燥，润颜色。远视移时，目无眊眊，脏腑调适。久服目光炯然，神宇泰定，语音清彻，就灯永夜，眼力愈壮，并不昏涩，不睡达旦，亦不倦怠。服两三月后，愈觉神清眼明，志强力盛，步履轻快，体气舒畅，是药之效。常饵[2]如饮食，一日不可辍，惟在修合，洗濯洁净，药材须件件正当，不宜草率。

熟地黄洗，晒干，酒浸　远志净洗，就砧上槌碎，取皮去骨木　牛膝去芦　菟丝子净洗晒干，以酒浸，别研如泥　枳壳净洗，去瓤，麸炒赤色　地骨皮须自取，浸洗净，砧上槌打，取皮　当归净洗，晒干，焙亦得

以上七味各等分，逐一秤过分两平，除地黄、菟丝子别器用酒浸，其余五味同锉细，共

入一钵内或瓷瓮内。若每件十两，都用第一等无灰浓酒六升，同浸三宿，取出，文武火焙干，须试火，令得所，不可太猛，恐伤药性。十分焙干，捣罗为末，以两手拌令十分匀。炼蜜为丸，如梧桐子大。每服空心盐酒下三十丸，加至四五十丸亦不妨。若不饮酒，盐汤亦得，但不如酒胜。炼蜜法，冬五滚，夏六七滚，候冷，以纸贴惹去沫，丸后都入微火焙，少顷，入瓮收。陈书林云：黄牧仲司谏常服此药，晚年目视甚明，因传其方。

李守愚取黑豆紧小而圆者，侵晨以井花水③吞二七粒，谓之五脏谷，到老视听不衰。

《本草》云：熟地黄、麦门冬、车前子相杂，治内障眼有效。屡试信然，其法：细捣罗，蜜丸如桐子大，三药皆美，捣罗和合，异常甘香，真奇药也。

注

①神明：指人的神志、精神。
②饵：服食。
③侵晨：黎明，早晨初见光亮。井水花，亦作"井化水"，清晨初汲的水。

牢牙乌髭方

绍定壬辰，江淮赵大使克复盱眙，时纳合行省相公，名买住，来金陵。予在赵监军厅同，会纳合年逾七十，鬓发髭须皆不白，质其所由，谓吾国有行台出典藩镇，髭须皓然，数载归朝而须发皆黑。人怪其异，自序遇一方，牢牙乌髭，岁久得效，因传其方，却不言分两，续乙巳年会张经历朝请，始得分两云紫壶温尉序。

旱莲草二两半。此草有二种，一种是紫菊花，炉火客用之。此一种再就北人始识之，《本草》中名鲤肠草，孙真人《千金方》名金陵草，浙人谓之莲子草，其子若小莲蓬故也。

芝麻辛，三两，此是压油了麻枯饼是也 诃子二十个，并核锉 不蛀皂角三铤 月蚕沙二两 青盐三两半，盖青盐吾乡少且贵价，只以食盐代之，但药力减少 川升麻三两半，最治牙疼

上为末，醋打薄糊为丸，如弹子大，捻作饼子，或焙或晒，以干为度。先用小口瓷瓶罐子，将纸筋泥固济曝干，入药饼在瓶内，煻灰火中烧令烟，出若烟淡时，药尚存性，急取退火，以黄泥塞瓶口，候冷，次日出药旋取数丸，旋研为末。早晚用。如揩牙药，以温汤灌漱使牙药时，须少候片时，方始灌漱。久用功莫大焉。乌髭方甚多，此方颇为奇异，故抄之。

吾祖知县承议公家，传常用牢牙方。

寿亲养老新书

读经典 学养生

SHOU
QIN
YANG
LAO
XIN
SHU

卷
二

荆芥不见火　藁本　细辛　当归

上为末，使时未可便用水漱，须令药气入牙内，良久方漱为佳。常用至老牙不动摇。

东坡治脾节饮水说

脾能母养余脏，养生家谓之"黄婆"。司马子微著《天隐子》，独教人存黄气①入泥丸，能致长生。太仓公言：安谷过期，不安谷不及期。以此知脾胃全固，百疾不生。近见江南一老人，年七十三，状貌气力如四五十人，问其所得，初无异术，但云：平生习不饮汤水耳，常人日饮数升，吾日减数合，但只沾唇而已。脾胃恶湿，饮少胃强，气盛液行，自然不湿。或冒暑远行，亦不念水。此可谓至言不烦。周曼叔比得肿疾，皆以利水药去之，中年以后，一利一衰，岂可去乎？当及今无病时，力养胃气，若土能制水，病何由生。向陈彦升云：少时得此疾，服当归、防己之类，皆不效，服金液丹，灸脐下乃愈，此亦固胃助阳之意，但火力外物不如江南老人之术。姜、桂辣药例能胀肺，多为肿媒，不可服。

陈书林云："友人陈昊卿，年六十二，面色光泽。扣之以何道致此，云：'常时绝不饮，汤水虽羹汁亦少呷。'参以坡公之说，方审昊卿之言为信。"

读经典学养生
寿亲养老新书

SHOU
QIN
YANG
LAO
XIN
SHU

卷二

注

①黄气：脾脏之气。

饮食用暖

王玠，密人①尝食道傍，有一老人进言，饮食须用暖，盖脾喜温不可以冷热犯之，惟暖，则冷热之物至脾皆温矣。又因论饮食太冷热，皆伤阴阳之和。晁氏客语。

注

①密人：密须国人。密须国，今甘肃灵台县附近，为周文王所灭

戒夜饮说

酒，古礼也。奉祭祀，会宾亲，制药饵，礼有不可缺者，用之有时，饮之有度。岂可以为常而不知节哉！《礼经》"宾主百拜而酒三行①"者，盖重其道而不容轻，故尔。岂令人浮沉于其中乎？予家祖父处世养生，惟务淡薄②，皆享年八九十上下。予自幼年，性喜恬退③，今又七十余矣。饮酒止一二盏，才夜即睡，明早即起，居常既罕病且康健，亦自知节戒④之功然。也人生天地间，贫贱者多，贵而富岂易得哉。倘能戒夜饮，顺阴阳，正⑤瘖痹，保精气，使一身神识安宁，百邪不侵，安享天年，岂不幸欤！好生君子审而察之，此序见《陈氏经验

寿亲养老新书

读经典 学养生

SHOU
QIN
YANG
LAO
XIN
SHU

卷二

方》，不记何人所作。

注

①行：量词。斟酒劝饮一遍。

②淡薄：同"淡泊"，淡泊名利。

③恬退：淡于名利，安于退让。

④戒：戒除不良嗜好。

⑤正：合于法则的。

擦涌泉穴①

其穴在足心之上，湿气皆从此入。日夕之间常以两足赤肉，更次用一手握指，一手磨擦，数目多时，觉足心热，即将脚指略略动转；倦则少歇，或令人擦之亦得，终不若自擦为佳。陈书林云：先公每夜常自擦至数千，所以晚年步履轻便。仆性懒，每卧时只令人擦至睡熟即止，亦觉得力。乡人郑彦和自太府丞出为江东仓，足弱不能陛辞，枢筦黄继道教以此法，踰月即能拜跪，雪人丁邵州致远病足，半年不能下床，遇一道人亦授此法，久而即愈。令笔于册，用告病者，岂曰小补之哉。

东坡云：扬州有武官侍真者，官于二广十余年终不染瘴，面色红腻，腰足轻快。初不服药，唯每日五更起坐，两足相向，热磨涌泉穴无数，以汗出为度。

欧公平生不信仙佛，笑人行气，晚年云：

数年来足疮一点，痛不可忍，有人传一法，用之三日，不觉失去。其法：重足坐[2]，闭目握固，缩谷道[3]，摇飏为之，两足如气毬状，气极即休，气平复为之，日七八，得暇即为，乃般运捷法也。文忠痛已即废。若不废，当有益。又与王定国书云：摩脚心法，定国自己行之，更请加二不废，每日饮少酒，调节饮食，常令胃气壮健。涌泉穴在足心陷者，中屈足卷指宛宛中，足少阴脉所出，为井[4]地。

① 涌泉穴：在足底部，蜷足时足前部凹陷处，是足
　少阴肾经的常用腧穴之一。
② 重足坐：即盘腿坐。
③ 谷道：肛门。
④ 井：井穴，五俞穴的一种，穴位均位于手指或足
　趾的末端处。《灵枢.九针十二原篇》："所出
　为井"。也就是指在经脉流注方面好像水流开始
　的泉源一样。"井"为地下出泉，形容脉气浅小，
　是经气起始的部位。

擦肾腧穴[1]

陈书林云："余司药市仓部，轮羌诸军，请米受筹，乡人张成之为司农丞监史同坐。时冬严寒，余一二刻间，两起便溺，问曰：'何频数若此'，答曰：'天寒自应如是'。张云：'某不问冬夏，只早晚两次。'余谂之曰：'有导

读经典 学养生

寿亲养老新书

SHOU
QIN
YANG
LAO
XIN
SHU

卷二

引之术乎？'曰：'然。'余曰：'旦夕当北面，
因暇专往叩请。'荷其口授曰：'某先为李文
定公家婿，妻弟少年遇人有所得，遂教小诀：
临卧时坐于床，垂足，解衣，闭气，舌柱上颚，
目视顶，仍提缩谷道，以手摩擦两肾腧穴①，各
一百二十次，以多为妙，毕即卧。'如是三十年，
极得力。归禀老人，老人行之旬日云：'真是
奇妙。'亦与亲旧中笃信者数人言之，皆得效，
今以告修炼之士云。"

注

①肾腧：位于腰部，第 2 腰椎棘突下，旁开 1.5 寸，
为足太阳膀胱经穴。

东坡《酒经》

南方之氓①，以糯与粳杂，以卉药而为饼，
嗅之香，嚼之辣，揣之杺然而轻②，此饼③之良
者也。吾始取面而起肥之，和之以姜液，蒸之
使十④裂，绳穿而风戾之，愈久而益悍，此曲
之精者也。米五斗为率而五分之，为二斗者一，
为五升者四⑤。三斗者以酿⑥，五升者以投，三
投而止，尚有五升之赢⑦也。始酿以四两之饼，
而每投以二两之曲，皆泽以少水，足以散解而
匀停也。酿者必瓮按而井泓之⑧，三日而井溢，
此吾酒之萌也。酒之始萌也，甚烈而微苦。盖

三投而后平也。凡饼烈而曲和，投者必屡尝而增损之，以舌为权衡也。既溢之三日，乃投，九日三投，通十有五日而后定也。既定乃注以斗水，凡水必熟而冷者也。凡酿与投，必寒之而后下，此炎州之令，也既水五，日乃篘得三斗有半，此吾酒之正也。先篘半日，取所为赢者为粥，米一而水三之，揉以饼曲，凡四两，二物并也，投之糟中，熟搅^⑩而再酿之，五日压得斗有半，此吾酒之少劲者也，劲正合为四斗。又五日而饮，则和而力严而猛也。篘之不旋踵，而粥投之，少留则糟枯，中风而致酒病也。酿久者酒醇而丰，速者返是，故吾酒三十日而成也。

　　洪内翰曰："此文如太牢八珍，咀嚼不嫌于致力，则真味愈隽永，令附编与茋英喜文章者玩之。"

　　欧公《醉翁亭记》用二十一"也"字，此经用十六"也"字，每一"也"字上必押韵，暗寓于赋，而读之者不觉其激昂渊妙，殊非世间笔墨所能形容也。

注

①氓（méng）：氓，民也。本义为外来的百姓，这里指自彼来此之民。

②揣之枵（xiāo）然而轻：掂量之，空而轻。揣：估量，忖度。枵然，空虚的样子。

③饼：这里指的可能是一种曲，即作者介绍的酿酒

读经典 学养生

寿亲养老新书

SHOU
QIN
YANG
LAO
XIN
SHU

卷二

方法用的是两种曲，一种是这个饼曲，另一种是下文用起面加姜汁制成的风曲。此饼用了花药，使酒具有特殊的香味。

④十：表示多次。

⑤米五斗为率而五分之，为三斗者一，为五升者四：按五斗米为标准计算，将其分作五等份，其中的三斗合为一份，其中的二斗按每份五升分成四份。

⑥酿：指酿造酒母。《酒经》把酿酒过程分为两步，第一步叫作"酿"，第二步叫作"投"。

⑦赢：古同"赢"，有余。

⑧瓮按而井泓：其做法与《北山酒经·曝酒法》相同，即将脚料"拍在瓮四畔，不须令太实，唯中间留一井子，直见底"。瓮按，按在瓮里。泓，《说文》："下深貌。"

⑨篛（ruán）：用竹篛过滤取酒。

⑩熟捆：充分揉搓。一本作"润"，应为"捆"。捆，揉搓。

仲长统乐志论

使居有良田广宅，背山临流，沟池环匝，竹木周布，场圃筑前，果园树后。舟车足以代步涉之难，使令足以息四体之役。养亲有兼珍之膳，妻孥无苦身之劳。良朋萃止，则陈酒肴以娱之。嘉时吉日，则烹羔豚以奉之。蹰躇畦苑，游戏平林，濯清水，追凉风，钓游鲤，弋高鸿，讽于舞雩之下，咏归高堂之上，安神闺房，思老氏之玄虚，呼吸精和，求至人之彷佛，与达者数子论道讲书，俯仰二仪，错综人物。

弹南风之雅操，发清商之妙曲，逍遥一世之上，
睥睨天地之间，不受当时之责，永保性命之期。
如是则可以陵霄汉，出宇宙之外矣，岂羡夫入
帝王之门哉。

照袋

王少保仁裕每天气和暖，必乘小驷，从
三四苍头，携照袋，贮笔砚、《韵略》、刀子、
笺纸，并小乐器之类，名园佳墅，随意所适。
照袋以乌皮为之，四方有盖并攀，五代士人多
用之偶阅此事，寓笔于兹，视沈存中游山之具，
尤为简便。

处方

人有常言，看方三年，无病可治，治病三
年，无药可用。噫！有是哉。余近苦脚膝酸疼，
吕惠卿处以经进地仙丹，连服三日而愈。由是
知天下无不可治之病，医书无不可用之方，特
在于遇医之明不明耳，地仙丹见前第十八方。

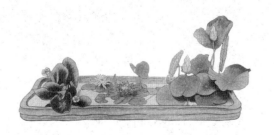

寿亲养老新书

读经典 学养生

SHOU
QIN
YANG
LAO
XIN
SHU

卷
二

食治方

凡饮，养阳气也，凡食，养阴气也。天产动物，地产植物。阴阳禀质，气味浑全。饮和食德①，节适而无过，则入于口，达于脾胃，入于鼻，藏于心肺。气味相成，阴阳和调，神乃自生。盖精顺五气以为灵，若食气相恶则伤其精。形受五味②以成体，若食味不调则伤其形。阴胜则阳病，阳胜则阴病。所以谓安身之本，必资于食。不知食宜，不足以存生。古之别五肉、五果、五菜，必先之五谷③。以夫生生不穷，莫如"五谷为种之美④"也。苟明此道，安腑脏，资血气，悦神爽志，平疴去疾，何待于外求哉。孙真人⑤谓："医者先晓病源，知其所犯，以食治之，食疗不愈，然后命药。"陈令尹书《食治之方》已备，《续编》糜粥之法已详，此卷所编诸酒、诸煎、诸食治方，有草木之滋焉。老人平居服食，可以养寿而无病，可以消患于未然，临患用之可，以济生而速效也。

食治诸方，不特老人用之，少壮者对证疗病，皆可通用，负阴抱阳⑥，有生所同，食味和调，百疾不生，保生永年，其功则一。

①德：指内心的情感或者信念，此处指食物的本性。

②五味：与上文"五气"指饮食的秉性气味，五气：寒、热、平、温、凉。五味：酸、苦、甘、辛、咸。

③五谷：即稻、黎、稷、麦、豆。

④五谷为种之美：指养生食疗，只有弄清病源，知其所犯，合理调配，以食治之，才能收到预期效果，否则营养再好也无意义。

⑤孙真人：即孙思邈，唐代著名医学家，著有《备急千金要方》《千金翼方》。

⑥负阴抱阳：语出《老子》，意为阴阳结合化生万物，阴阳二气互相冲突交和而成为均匀和谐状态，从而形成新的统一体。

真一酒

米、麦、水三一而已，此东坡先生真一酒也。

拨雪披云得乳泓，蜜蠲又欲醉先生。真一，色味颇类予在黄州日所酝蜜酒也。稻垂麦仰阴阳足，器洁泉新表里清。晓日着颜红有晕，春风入髓散无声。人间真一东坡老，与作青州从事名。东坡云：予在白鹤新居，邓道士忽扣门，时已三鼓，家人尽寝，月色如霜，其后有伟人，衣桄榔叶，手携斗酒，丰神英发，如吕洞宾，曰：子尝真一酒乎？就坐，三人各饮数杯，擎节高歌，袖出一书授予，乃真一法及修养九事。其末云：九霞仙人李靖。既出恍然。

桂酒

《楚辞》曰：奠桂酒兮椒浆。是桂可以为

读经典 学养生
寿亲养老新书

SHOU
QIN
YANG
LAO
XIN
SHU

卷
二

酒也，有隐居者以桂酒方教吾，酿成而玉色，香味超然，非世间物也。

捣香筛辣入瓶盆，盎盎春溪带雨浑。收拾小山脏社瓮，招呼明月到芳樽。酒材已遣门生致，菜把仍叨地主恩。烂煮葵羹斟桂醑，风流可惜在蛮村。

天门冬酒

醇酒[1]一斗，六月六日曲末一升，好糯米五升作饭，天门冬煎五升。米须淘讫[2]晒干，取天门冬汁浸。先将酒浸曲，如常法，候炒饭适寒温，用煎和饮，令相入投之，春夏七日，勤看勿令热，秋冬十日熟。

庚辰岁正月十二日，天门冬酒熟，予自漉[3]之，且漉且尝，遂以大醉。

自拨床头一瓮云，幽人先已醉奇芬。天门冬熟新年喜，曲米春香并舍闻。菜圃渐疏花漠漠，竹扉斜掩两纷纷。拥裘睡觉知何处，吹面东风散缬纹。

注

①醇酒：气味、滋味纯正浓厚的酒。
②讫：完毕。
③漉：过滤

山药酒

补虚损，益颜色。用薯蓣^①于砂盆中细研，然后下于铫中^②。先以酥一大匙，熬令香，次旋添酒一盏，搅令匀，空心饮之。

川人黄葛峰次辰，冬月霜晨，常以待客。

又方，治下焦虚冷，小便数，瘦损无力。生薯药半斤，刮去皮，以刀切碎，研令细烂。于铛中着酒^③，酒沸下薯，不得搅。待熟，着盐、葱白，更添酒。空腹饮三二盏，妙。

注

①薯蓣：即山药，又称薯药。
②铫：一种有柄有嘴儿的小锅。
③铛：古代有耳和足的锅。

菖蒲酒

通血脉，调荣卫，主风痹，治骨立痿黄。医所不治者，服一剂，经百日，颜色丰足，气力倍常，耳目聪明，行及奔马，发白更黑，齿落再生，昼夜有光，延年益寿，久服得与神通。

菖蒲，上捣绞取汁五斗，糯米五斗，炊熟，细面五斤，捣碎相拌令匀，入瓷器密盖三七日即开。每温服一中盏，日三。

又方：菖蒲三斤，薄切，日中晒令极干，以绢囊盛之，玄水一斗，清者玄水者，酒也，悬此菖蒲，密封闭一百日，出视之如绿菜色。

以一斗熟黍米内中，封十四日，间出。饮酒则三十六种风有不治者，悉效。

又方：菖蒲一斗，细锉，蒸熟　生术^①一斗，去皮，细锉

上二味都入绢袋盛，用清酒五斗，入不漏瓮中盛，密封，春冬二七，秋夏一七日取开。每温饮一盏，日三。令人不老，强健，面色光泽，精神。

①术：古代养生家服术多为苍术。

菊花酒

壮筋骨，补髓，延年益寿，耐老。

菊花五升　生地黄五升　枸杞子根五斤

上三味都捣碎，以水一石^①，煮出汁五斗，炊糯米五斗，细曲碎令匀，入瓮内密封，候熟澄清，每温服一盏。

东坡云：菊黄中之色香味和正，花叶根实皆长生也。又云：仙姿高洁，宜通仙灵。

①石（dàn）：市制容量单位，十斗为一石。

紫苏子酒

紫苏子一升，微炒　清酒三斗

上捣碎，以生绢袋盛，纳于酒中，浸三宿，少少饮之。

《日华子》[1]云：苏子主调中，益五脏，下气补虚，肥健人，润心肺，消痰气。

注

①《日华子》：即《日华子诸家本草》，为我国五代十国吴越一部著名的本草书。

枸杞子酒

明目驻颜，轻身不老，坚筋骨，耐寒暑，疗虚羸黄瘦不能食，服不过两剂，必得肥充，无所禁断。

枸杞子五升，干者，捣　生地黄切，三升
大麻子五升，捣碎

上先捞麻子令熟，摊去热气，入地黄、枸杞子相和得所，纳生绢袋中，以酒五斗浸之，密封，春夏七日，秋冬二七日取服，多少任意，令体中微有酒力，醺醺[1]为妙。

谚云：去家千里，勿食萝摩[2]、枸杞。此言其补益精气，强盛阴道，久服令人长寿。叶和羊肉作羹益人。

读经典学养生
寿亲养老新书

SHOU
QIN
YANG
LAO
XIN
SHU

卷二

①醺醺：微醉酒貌。

②萝摩：为萝摩科植物萝摩的全草或根，味甘辛，性平，补益精气，温肾壮阳，通乳，解毒。

术酒

术三十斤，去黑皮，净洗捣碎，以东流水三石，于不漏器中渍之，二十日压漉去滓，以汁于瓷器中盛贮。夜间候流星过时，抄自己姓名，置于汁中，如是五夜，其汁当变如血，旋取汁以浸曲，如家酝法造酒。酒熟任性饮之，十日万病除，百日发白再黑，齿落更生，面有光泽。久服延年不老，忌桃、李、蛤肉。服此酒者，真康节所谓"频频到口微成醉，拍拍满怀都是春也"。

苏合香酒

苏合香丸有脑①子者，炙去脑子

上用十分好醇酒，每夜将五丸浸一宿，次早温服一杯，除百病，辟四时寒邪不正之气，旧酒尤佳。

①脑：微醉酒貌。指从物体中提炼出的精华部分。

醉乡宝屑

经进八仙散

壮脾进食，令人饮酒不醉。宣和初[1]，华山贡士张老人，号为铁翁居士，入山采药，遇道人在石岩坐共酌。约有八人，手中各出一物，亦令张翁坐，与少酒饮，饮数杯，各赐手中之物，张翁熟视之[2]，乃八味药也，兼求其方，名曰：八仙锉散。

干葛 纹细嫩有粉者　白豆蔻 去皮壳　缩砂仁 实者　丁香 大者，以上各半两　甘草 粉者，一两　百药煎[3] 一两　木瓜 盐窨加倍用　烧盐 一两

上件八味共细锉，人不能饮酒者，只抄一钱细嚼，温酒下，即能饮酒。醉乡宝屑，无如此方之妙。

注

①宣和：宋徽宗赵佶的年号，公元1119年至1125年。
②熟视：注目细看。
③百药煎：为五倍子同茶叶等经煎制发酵而成，研制者初不外传，故隐其名曰百药煎。

丁香饼子

温胃去痰，解酒进食，宽中和气，仍治积滞不消，心腹坚胀，痰逆呕哕，噫酢吞酸[1]，胁肋刺痛，胸膈痞闷，反胃恶心等证。

寿亲养老新书

读经典 学养生

SHOU
QIN
YANG
LAO
XIN
SHU

卷二

读经典 学养生　寿亲养老新书

SHOU
QIN
YANG
LAO
XIN
SHU

卷二

半夏汤泡，二两　白茯苓去皮，一两　丁香半两，不见火　白术一两，炒　川白姜一两，炮　甘草一两，炙　白扁豆用姜汁浸，蒸熟，焙，一两　橘红二两，去白，姜汁浸一宿，焙

上为细末，用生姜汁煮薄面糊为饼，如大棋子大，每服一饼，细嚼生姜汤下，不以时。

注

①噫酢：嗳气反酸。噫，饱食或积食后，胃里的气体上逆，出咽喉而发出声响，声音长而缓。

柑皮①散

治酒毒烦渴，或醉未醒。

柑子皮二两，洗，焙干

上一味，捣罗为散。每服三钱匕，水一盏，煎三五沸。温服或入少盐末，沸汤点，未效，再服。

注

①柑皮：为芸香科植物茶枝柑或瓯柑等多种柑类的果皮。具理气降逆、调中开胃、燥湿化痰之功效。

石膏汤

治饮酒过多，大醉难醒。

石膏五两　葛根锉　生姜细切，各半两

读经典学养生 寿亲养老新书

SHOU
QIN
YANG
LAO
XIN
SHU

卷二

上锉如麻豆大。每服五钱匕，水二盏，煎至一盏，去滓温服，不拘时候。

解酒葛花散

葛花一两

上捣为散，沸汤点一大钱匕，不拘时。亦可煎服。

又方：葛根细锉，作粗末。每服三钱，水一盏煎，去滓温服。

又方：干桑椹二合，用酒一升，浸一时久，取酒旋饮之，即解。

大寒凝海，惟酒不冰，酒大热，不可多饮。邵康节诗又云：斟有浅深存爕理，饮无多少系经纶。在老人斟酌间何如耳。

诸煎

地黄煎

每年十月，用生地黄十斤，浮洗漉出，一宿后，捣压取汁。鹿角胶一大斤半，生姜半斤，绞取汁；蜜二大升，酒四升。以文武火①煎地黄汁数沸，即以酒研紫苏子，滤取汁下之，又煎二十沸已来下胶，胶尽，下酥蜜，同汁煎，良久候稠如饧，贮洁器中。凌晨取一匕，以温酒调服之。

读经典　学养生

寿亲养老新书

SHOU
QIN
YANG
LAO
XIN
SHU

卷二

东坡《答滕达道书》：蒙惠地黄煎，扶衰之要药，若续寄为幸。又与《翟东玉书》云：药之膏油者，莫如地黄，啖老马皆复为驹，吾晚学道，血气衰耗，如老马矣。欲多食生地黄而不可得也。此药以二八月采者良。

①文武火：指煎药时火候的大小，文火火力小而缓，武火火力大而急。

金樱子煎

经霜后，以竹夹子摘取，于木臼中转柞却刺①，勿损之，擘为两片，去其子，以水淘洗过，烂捣，入大锅以水煎，不得绝火，煎约水耗半，取出澄滤过，仍重煎似稀饧。每服取一匙，用暖酒一盏调服，其功不可具载。

沈存中云：金樱子止遗泄，取其温且涩。世之用者待红熟，取汁熬膏，大误也。红熟则却失本性。今取半黄时采为妙，十一月、十二月采佳。

《本草》云：疗脾泄下痢，止小便，利涩精气。久服令人耐寒轻身，方术多用之。

①却刺：去刺。金樱子又称刺榆子、刺梨子、刺橄榄等，

属蔷薇科，表面有刺。

金髓煎

枸杞子不拘多少，逐日旋采摘红熟者，去嫩蒂子，拣令洁净，便以无灰酒，于净器浸之。须是瓷，用酒浸，以两月为限，用蜡纸封闭紧密，无令透气，候日数足，漉出，于新竹器内盛贮，旋于沙盆中研令烂细，然后以细布滤过。候研滤皆毕，去滓不用，即并前渍药酒及滤过药汁搅匀，量银锅内多少升斗，作番次，慢火熬成膏，切须不住手用物搅，恐黏底不匀。候稀稠得所，然后用净瓶器盛之，勿令泄气。每早晨温酒下二大匙，夜卧服之。百日中身轻气壮，积年不废，可以延寿。

注

①量银锅内多少升斗，作番次：估量银锅内容量多少，分作几次。内，通"纳"，加入。

茯苓煎

白茯苓五斤，去黑皮捣筛，以熟绢囊盛于三斗米下蒸之米熟即止，曝干，又蒸，如此三过，乃取牛乳二斗和合，着铜器中，微火煮如膏，收之。每食以竹刀割取，随性任饱，服之则不饥。如欲食，先煮葵菜汁饮之，任食无碍。

寿亲养老新书

读经典 学养生

SHOU
QIN
YANG
LAO
XIN
SHU

卷二

又方：养老延年服茯苓方，华山铤子茯苓，研削如枣许大，令四方有角，安于新瓷瓶内，以好酒浸，以三重纸封其头，候百日开，其色当如饧糖。可日食二块，百日后肌体润泽；服一年后，可夜视物；久久服之肠化为筋，可延年耐老，面若童颜。

《本草》：茯苓补五劳七伤，安胎，暖腰膝，开心益智，止健忘。忌醋及酸物。

补骨脂煎

唐郑相公为南海节度，七十有五，越地卑湿，伤于内外，众疾俱作，阳气衰绝，乳石补益之药，百端不应。有诃陵国舶主李摩诃献此方，经七八日，觉其功神验，自尔常服之。其方用破故纸十两，拣洗为末，用胡桃肉去皮二十两，研如泥，即入前末，更以好炼蜜和匀如饴，盛瓷器中，旦日以温酒化药一匙服之。不饮酒者温熟水化下，弥久则延年益气，悦心明目，补添筋骨。但禁食芸苔、羊血。

五味子煎

五味子红熟时采得，蒸烂，研取汁，去子熬成稀膏，量酸甘入蜜，再火上待蜜熟，俟冷器中贮，作汤。肺虚寒人，可化为汤，时时服。作果可以寄远。

读经典学养生

寿亲养老新书

SHOU
QIN
YANG
LAO
XIN
SHU

卷二

五味：皮肉甘酸，核中辛苦，有咸味，此则五味具也。移门子服之十六年，色如玉女，入水不沾，入火不灼。

《本草》：云主益气，咳逆上气，劳伤羸瘦，补不足，强阴益精，养五脏，除热，生阴中肌。入药生曝不去子。

薄荷煎

消风热，化痰涎，利咽膈，清头目。

龙脑薄荷叶一斤　川芎三两　桔梗五两，去芦　甘草四两　防风三两　缩砂仁一两

上为末，炼蜜为剂。此药看之甚可忽，用之大有功，仓卒之中，亦可应手解利。

治遍身麻痹，百节酸疼，头昏目眩，鼻塞脑痛，语言声重，项背拘急，皮肤瘙痒，或生瘾疹，及治肺热喉腥，脾热口甜，胆热口苦，又治鼻衄唾血，大小便出血，及脱着伤风①，并沐浴后风，并可服之。

两眼曝赤肿痛，可以生薄荷取汁，更调此药令稀，贴两太阳②，临睡更贴上下两眼睑，次日即散。

治肠风下血，可用此药二贴，和雪糕圆，如梧桐子大，作二服，空心熟水下，即止。

读经典学养生　寿亲养老新书

SHOU
QIN
YANG
LAO
XIN
SHU.

卷二

①脱着：脱去衣服。

②太阳：太阳穴，位于两眉梢向后约一横指的凹陷处。有左为太阳，右为太阴之说。

麦门冬饮

东坡诗云：一枕清风直万钱，无人肯买北窗眠。开心暖胃门冬饮，知是东坡手自煎。

《本草》云：麦门冬，根上子也。安魂定魄，止渴肥人。治心肺虚热，并虚劳客热头痛，亦可取苗作熟水饮之。

陶隐居云：以四月采，冬月作实如青珠，根似穬麦①故谓麦门冬。以肥大者为好，用之汤泽②，抽去心，不尔令人烦。

①穬（kuàng）麦：大麦的一种，也称裸大麦、青稞。

②汤泽：用开水湿润。

甘露饮

常服快利胸膈，调养脾胃，快进饮食。

干饧糟头酢者①，六分　生姜四分，洗净，和皮

上相拌捣烂，捏作饼子，或焙或晒令干，每十两用甘草二两炙，同碾罗为末。每服二钱，入少盐，沸汤点，不拘时候。

读经典 学养生　寿亲养老新书

SHOU
QIN
YANG
LAO
XIN
SHU

卷二

此方专治翻胃、呕吐不止，饮食减少。常州一富人病翻胃，往京口甘露寺设水陆[2]，泊舟岸下，梦一僧持汤一杯与之，饮罢犹记其香味，便觉胸膈少快。早入寺，知客供汤乃是梦中所饮者，胸膈尤快，遂求其方，修制数十服，后疾遂瘥，名曰观音应梦散。予得之，常以待宾，易名曰甘露饮。在临汀治一书吏，旋愈，切勿忽之。

注

①干饧（xíng）糟：为制饴糖后所余之渣滓，经晒干而成。酢（cù），变酸。

②水陆：佛教中有水陆斋仪，亦称水陆道场，简称"水陆"。

糯米糕

治小便数，用纯糯米糕一掌大，临卧，炙令软熟啖之，仍以温酒下。不能饮，温汤下，坐行良久，待心间空便睡。盖糯稻能缩水，凡人夜饮酒者，是夜辄不尿，此糯之力也

又方：有人渴用糯禾秆，斩去穗及根，取其中心，净器中烧作灰，每用一合许，汤一碗，沃浸良久，澄去滓，乘渴顿饮之，此亦糯稻缩水之力也。

读经典 学养生

寿亲养老新书

SHOU
QIN
YANG
LAO
XIN
SHU

卷二

杏仁粥

杏仁二两，去皮尖，研 猪肺一具，去管和研，令烂如糊。

上用瓦瓶煮粥令熟，却将瓷碗放火上炙令热，以猪肺糊在碗内，便泻粥盖之，更以热汤抵令熟后服之，大能补肺气。

人参粥

人参半两，为末 生姜取汁，半两

上二味，以水二升，煮取一升，入粟米一合，煮为稀粥，觉饥即食之，治返胃吐酸水。

枸杞叶粥

枸杞叶半斤，细切 粳米二合

上二味，于石器中相和，煮作粥，以五味末、葱白等调和食之。

烧肝散

治男子妇人五劳七伤，胸膈满闷，饮食无味，脚膝无力，大肠虚滑，口内生疮，女人血气，并宜服之。

肉豆蔻三个，和皮 官桂 香白芷 当归破故纸 人参 茯苓 桔梗各半两

上为末，每服四钱半，羊肝四两作片，糁药在上，以纸裹后，用南粉涂，文武火煨熟，

米饮嚼下。

参归腰子

治心气虚损。

人参半两，细切　当归半两，上去芦，下去细者，取中段切　猪腰子一双

上以腰子用水两碗，煮至一盏半，将腰子细切，入二味药同煎至八分，吃腰子，以汁送下。有吃不尽腰子，同上二味药淬焙干，为细末，山药糊为丸，如梧桐子大，每服三五十丸。此药多服为佳。

昆山神济大师方，献张魏公丞相①，韩子常知府阁中服之有效。

平江医者丁御干谓葛枢密云：此药本治心气怔忡而自汗者，不过一二服即愈，盖奇药也。

①张魏公丞相：指张浚，字德远，南宋宰相，封魏国公，故称。

甲乙饼

治痰喘嗽咳。

杏仁一两，去皮尖　牡蛎粉一两，同杏仁炒黄色　青黛一两

上研匀，入蜡一两溶，搜丸如弹子大，捏

读经典 学养生

寿亲养老新书

SHOU
QIN
YANG
LAO
XIN
SHU

卷二

作饼。每用一饼，合日柿中，湿纸裹煨，约药溶方取，出火毒，细嚼，糯米饮送下。

茯苓面①

东坡《与程正辅书》云：旧苦痔疾二十一年，今忽大作，百药不效，欲休粮②以清净胜之而未能。令断酒肉与盐酪酱菜，凡有味物皆断，又断粳米饭，惟食淡面一味，其间更食胡麻茯苓面，少许取饱。胡麻，黑芝麻是也，去皮九蒸曝。白茯苓去皮，入少白蜜为面，杂胡麻食之，甚美。如此服食多日，气力不衰，而痔渐退。又云：既绝肉五味，只知此麨及淡面③，更不消别药，百病自去，此长年之真诀，但易知而难行尔。

注

①茯苓面：茯苓研磨成的细粉。
②休粮：停食谷物。
③麨（chǎo）：米、麦等炒熟后磨粉制成的干粮。

萝卜菜

治酒疾下血，旬日不止。

生萝卜

上一味，拣稍大圆实者二十枚，留上青叶寸余及下根，用瓷瓶取井水煮，令十分烂熟，姜米①淡醋空心任意，食之立止。用银器重汤煮②尤佳。

读经典学养生
寿亲养老新书

SHOU
QIN
YANG
LAO
XIN
SHU

卷二

注

①姜米：生姜切碎如米粒状。米，此处指小粒、像米的食物，如姜米、虾米、海米。

②重汤煮：谓隔水蒸煮。即用盛药汁之器皿坐放于锅之滚汤中蒸煮。

羊肺羹

治小便频数，下焦虚冷。

羊肺一具，细切　羊肉四两，细切

上二味，入五味作羹，空腹食之。

又方：生山芋半斤，削去皮　小豆叶嫩者，一斤

上二味，豉汁中入五味煮羹食之。

又方：生山芋半斤，削去皮　薤白切，一握

上二味，以豉汁煮羹，入五味如常法，空腹食之。

又方：生山芋半斤，削去皮

上拍碎，慢火煎，酒二升，候酒沸，旋下山芋，入盐、椒、葱白，空腹饮之。

百合

治肺脏壅热烦闷。

新百合四两

读经典 学养生

寿亲养老新书

SHOU
QIN
YANG
LAO
XIN
SHU

卷二

上用蜜半盏和蒸令软，时时含一枣大，咽津服之。

黄精

饵黄精耐老不饥。其法：可取瓮子去底，釜上安顿，令得所，盛黄精令满，密盖蒸之，令气溜，即曝之[1]。第二遍蒸之亦如此。九蒸九曝，凡生时有一硕[2]，熟有三四斗方好，蒸之不熟，则刺人咽喉，既熟曝干，不尔朽坏[3]。食之甘美，补中益气，安五脏，润心肺，轻身延年，饥岁可以与老小休粮。《食疗》[4]云：根叶花实皆可食之。但相对者是，不对者名扁精，不可食。

注

①曝：晒干。
②硕：同"石"，容量单位，十斗为一石
③不尔朽坏：不然就会变质腐烂。
④《食疗》：指《食疗本草》。

金樱子丸

补肾秘精，止遗泄，去白浊，牢关键[1]，神妙。

金樱子一升，槌碎，入好酒二升，银器内熬之，候酒干至一升以下，去滓，再熬成膏　桑白皮一两，炒　鸡头[2]粉半两，夏采，日干　桑螵蛸一分，酥炙　白龙骨半两，烧赤为末　莲花须二分上为末，入前膏子，搜为丸，如梧桐子大。空心盐汤温酒下三十丸，如丸不就，即用酒面糊为之。

青娥丸

治肾气虚弱，腰痛俛仰不利①。秘精，大益阳事②。老人服此，颜色还童。少年服此，行步如飞。

破故纸十两，以水淘过，用香油炒，如腻腑虚冷，麦麸炒　杜仲五两，须是六两方得五两，锉如骰子大，麦麸炒黄色　胡桃仁五十个，以糯米粥相拌，白内捣五六百下，只用此粥为丸

上丸如梧桐子大，每服三十丸，空心盐酒下。

此方赵进道从广州太守处得之，久服大有神效，遂作诗一绝以纪其功："十年辛苦走边隅，造化工夫信不虚，夺得风光归掌内，青娥不笑白髭须。"

①俛仰：同"俯仰"，指身体向前和向后屈曲。
②阳事：性行为。

服椒法

书林陈煜括为之歌：

青城山老人服椒得妙诀，年过九十余，貌不类期耋，再拜而请之，忻然为我说：蜀椒二斤，净，拣去梗核及闭口者净秤，解盐六两，洁其色青白，龟背者良，研细，糁盐慢火煮，煮透滚菊末。糁盐在椒上，用滚汤炮，过椒五寸许，经宿，以银石器慢火煮，止留椒汁半盏，扫干地，铺净纸，倾椒在纸上，覆以新盆，封以黄土，经宿取置盆内，将干菊花末六两拌滚令匀，更洒所余椒汁，然后摊于筛子内晾干。菊须花小色黄，叶厚茎紫，气香味甘，名曰甘菊，蕊可作羹者为真，阴干为末。初服十五丸，早晚不可辍，每月渐渐增，累之至二百。初服之月，早十五粒，晚如之；次月，早晚各二十粒；第三月增十粒，至二百粒止。盐酒或盐汤，任君意所歠。服及半年间，胸膈微觉塞。每日退十圆，还至十五粒。俟其无碍时，数服如前日服半年后，觉胸膈间横塞如有物碍，即每日退十粒，退至十五粒止，俟其无碍，所服仍如前。常令气熏蒸，否则前功失须终始服之，令椒气早晚熏蒸，如一日不服，则前功俱废矣。饮食蔬果等，并无所忌节。一年效即见，容颜顿悦泽。目明而耳聪，须乌而发黑。补肾轻腰身，固气益精血。椒温盐亦温，菊性去烦热。四旬方可服，服之幸毋忽。逮至数十年，功与造化埒。耐老更延年，不知几岁月。四十岁方可服，若四十岁服至老，只如四十岁人颜容，此其验也。嗜欲若能忘，其效尤卓绝。我欲世人安作歌故恒切。

服豨莶法

豨莶俗名火炊草，春生苗叶，秋初有花，秋末结实。近世多有单服者，云甚益元气。蜀人服之法：五月五日，六月六日，九月九日，采其叶，去根茎花实，净洗曝干，入甑中，层层洒酒，与蜜蒸之，如此九过则已，气味极香美。熬捣筛蜜丸服之，云治肝肾风气，四肢麻痹，骨间疼，腰膝无力，亦能行大肠气。张乖崖咏进表云：谁知至贱之中，乃有殊常之效，臣吃至百服，眼目轻明；至千服，髭鬓乌黑，筋力较健，效验多端。陈书林《经验方》叙述甚详，疗诸疾患各有汤使。今人采服，一就秋花成实后和枝取用，洒酒蒸曝，杵臼中，舂为细末，炼蜜为丸以服之。

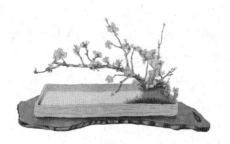

妇人小儿食治方

陈令尹书，精细狠好处，在食治诸方。然老人晚景，儿孙眷辑，团栾侍奉。诸妇妊娠望得雄之喜：诸孙襁褓，快含饴之乐。其间或有疢疾者，在目前岂不萦怀！余畴昔闻见，所抄有妇人小儿食治诸方，用之良验，今附益于编末，亦以资芪英闲览，且以备用云。

血气诸方

地黄粥

治妇人血气不调。

生地黄汁二合　粟米一合　粳米一合　诃黎勒炮，去核为末，半两　盐花少许

上以水三升，先煮二米，将熟，次入诃黎勒末、地黄汁、盐花，搅匀，煮令稀稠得所，分二服。

猪肚粥

治妇人腹胁血癖气痛，冲头面熻熻[1]，呕吐酸水，四肢烦热，腹胀。

白术二两　槟榔一枚　生姜一两半，切，炒

上三味，粗捣筛，以猪肚一枚，治如食法，去涎滑，纳药于肚中，缝口。以水七升，煮肚令熟，

取汁，入粳米及五味同煮粥，空腹食之。

注

①熻熻：灼热的样子。

羊肉面棋子①

治妇人血气癖积脏腑，疼痛泄泻。

小麦面四两　肉豆蔻去谷，为末　毕拨为末　胡椒为末　蜀椒去目，并闭口，炒出汗，各一钱，末

上五味拌匀，以水和作棋子，用精羊肉四两，细切，炒令干，下水五升，入葱薤白各五茎，细切，依常法煮肉，以盐醋调和，候熟，滤去肉，将汁煮棋子，空腹热食之。

①面棋子：俗称"面旗子"，一种传统民间小吃，农历二月二节日食品。将和好的面团，用擀面杖擀成很薄的大圆饼，用刀划碎成平行四边形，像下面条一样煮着吃，由于形状像是小旗子，故得名。

猪肾棋子

治妇人血积久癥冷气，心腹常疼。

小麦面四两　良姜末　茴香末　肉苁蓉去皮，炙为末　蜀椒各一钱，末　獖猪肾一对，去脂膜，切如菉豆大

寿亲养老新书　读经典学养生

SHOU
QIN
YANG
LAO
XIN
SHU

卷二

寿亲养老新书

读经典 学养生

SHOU
QIN
YANG
LAO
XIN
SHU

卷
二

上六味，除肾外，以水切作棋子，先将肾以水五碗煮，次入葱、薤白各少许。候肾熟，以五味调和如常法，入药棋子，再煮令熟。分三次，空腹食之。

半夏拨刀①

治妇人疟癖血气，口吐酸水。

大麦面四两　半夏汤洗去滑，尽炒半两，为末　桂去粗皮，一钱，为末

上三味同以生姜汁并米醋少许和，切作拨刀，熟煮如常法，空心食之。

注

①拨刀（bō dāo）：又称"饦"，一种呈三棱形的面食。

妊娠诸病

麦门冬粥

治妊娠胃返呕逆不下。

生麦门冬去心净洗，切碎研烂绞汁，取一合　白粳米净淘，二合　薏苡仁拣净去土，一合　生地黄肥者，四两，净洗，切碎研烂，绞汁三合　生姜汁一合

上以水三盏，先煮煎粳米、薏苡仁二味令百沸，次下地黄、麦门冬、生姜三味汁相合，

煎成稀粥，空心温服。如呕逆未定，晚后更煮食之。

生地黄粥

治妊娠下血漏胎。

生地黄汁一合　糯米净淘，一合

上先将糯米煮作粥，熟后下地黄汁，搅调匀服之。每日空腹服。

陈橘皮粥

治妊娠冷热气痛连腹，不可忍。

陈橘皮汤浸去白，焙，一两　苎麻根刮去土，曝干，一两　良姜末，三钱　白粳米择净，半合

上四味，除粳米外，捣罗为散，每服五钱匕，先以水五盏，煎至三盏，去滓，入粳米半合，盐一钱，煮作粥食之。空心一服，至晚更一服。

豉心粥

治诸种疟疾寒热往来。

豆豉心二合，以百沸汤泡，细研　柴胡去苗，二钱，末　桃仁汤浸，去皮尖，研，三十个

上先将豆豉心、桃仁以白米三合、水半升同煮为粥，临熟入柴胡末，搅匀食之。

读经典学养生

寿亲养老新书

SHOU
QIN
YANG
LAO
XIN
SHU

卷二

读经典 学养生

寿亲养老新书

SHOU
QIN
YANG
LAO
XIN
SHU

卷
二

阿胶粥

治妊娠胎动不安。

阿胶一两，捣碎，炒令黄燥，捣为末　糯米

上先将糯米煮粥，临熟下阿胶，搅匀温食之。

鹿头肉粥

治妊娠四肢虚肿，喘急胀满。

鹿头肉半斤　蔓荆子去土，一两　良姜　茴香炒令香，各半两

上四味，除鹿肉外，捣罗为末，每服四钱匕，先将水五盏，煮鹿肉，候水至三盏，去肉下白米一合同药末，候米熟，下五味调和得所。分作三服，一日食尽。

鲤鱼粥

治妊娠安胎。

鲤鱼一尾，治如食法　糯米一合　葱二七茎，细切　豉半合

上以水三升，煮鱼至一半，去鱼，入糯米、葱豉煮粥食之。

葱粥

治妊娠数月未满损动。

葱三茎　糯米三合

上以葱煮糯米粥食之，如产后血晕用之亦效。

竹沥粥
治妊娠常若烦闷。

淡竹沥三合　粟米三合

上以水煮粟米成粥，临熟下竹沥更煎，令稀稠得所，温食之。

苎麻粥
治妊娠胎不安，腹中疼痛，宜常食。

生苎麻根一两，净洗，煮取汁二合　白糯米二合　大麦面一合　陈橘皮浸，去白，炒半两，末

上四味，以水同煮为粥，令稀稠得所，熟后入盐少许，平分作二服，空腹热食之。

鲤鱼羹
治妊娠伤动，胎气不安。

鲜鲤鱼一头，理如食法　黄芪锉，炒　当归切，焙　人参　生地黄各半两　蜀椒十粒，炒　生姜一分　陈橘皮汤浸，去白，一分　糯米一合

上九味，锉八味令匀细，纳鱼腹中，用绵裹合，以水三升煮鱼熟，将出去骨取肉，及取鱼腹中药同为羹，下少盐醋，热啜汁吃，极效。

寿亲养老新书　读经典学养生

SHOU
QIN
YANG
LAO
XIN
SHU

卷二

读经典 学养生

寿亲养老新书

SHOU
QIN
YANG
LAO
XIN
SHU

卷二

黄鸡臛

治妊娠四肢虚肿，喘急，兼呕逆不下。

黄雄鸡一只，去头足及皮毛、肠胃等，洗净去血脉，于沸汤中掠过，去腥水　良姜一两　桑白皮刮净，锉，一两半　黄芪拣锉，一两

上四味，锉后三味与鸡同煮，候鸡熟去药，取鸡留汁，将鸡细擘去骨，将汁入五味调和，入鸡肉再煮，令滋味相入了，随性食之，不计早晚，不妨别服药饵。

鸡子羹

治妊娠胎不安。

鸡子一枚　阿胶炒令燥，一两

上取好酒一升，微火煎胶，令消，后入鸡子并盐一钱和之。分作三服，相次食之。

山芋面

治妊娠恶阻呕逆，及头痛，食物不下。

生山芋一尺，于沙盆内研，令尽，以葛布绞滤过　苎麻根一握，去皮，烂捣碎

上研匀，入大麦面三两，和搜细切如棋子大，于葱薤羹汁内煮熟，旋食之。

又方：木瓜一枚，大者，切　蜜二两

上二味于水中同煮，令木瓜烂，于沙盆内细研，入小麦面三两，搜令相入，薄捍，切为

棋子。每日空心，用白沸汤煮，强半盏，和汁淡食之。

鸡肉索饼

治妊娠，养胎脏，及治胎漏下血，心烦口干。

丹雄鸡一只，取肉，去肚，作臛　白面一斤

上二味，搜面作索饼，和臛任意食之。

鸡子酒

治妊娠血下不止。

鸡子五个，取黄

上取好酒一盏，同煎如稀饧，顿服之。未差，更作服之，以差为度。

小豆饮

治妊娠漏胎，血尽子死。

赤小豆半升　蜀椒去目，并闭口，炒出汗，十四枚　乌雌鸡一只，理如食法

上三味，以水二升，同煮令熟，取汁，时时饮之，未差，更作服之。

葱豉汤

治妊娠伤寒头痛。

豉一合　葱白一握，去根，切　生姜一两半

寿亲养老新书

读经典 学养生

SHOU
QIN
YANG
LAO
XIN
SHU

卷二

寿亲养老新书

读经典 学养生

SHOU
QIN
YANG
LAO
XIN
SHU

卷二

上以水一大盏，煮至六分，去滓分二服。

产后诸病

论曰：妊娠者十月既足，百骨皆坼，肌肉开解，然后能生。百日之内犹名产母，时人将调一月，便为平复，岂不谬。乎若饮食失节，冷热乖理，血气虚损，因此成疾。药饵不和，更增诸病，令宜以饮食调治为良。

鲍鱼羹

治产后乳汁不下。

鲍鱼肉半斤，细切　麻子仁一两半，别研　葱白三茎，切碎　香豉半合，别研

上先将水三升煮鱼肉，熟后入后三味，煮作羹，任意食之。

猪蹄粥

治产后乳汁不下。

母猪蹄一只，治如食法，以水三盏，煮取二盏，去蹄　王瓜根洗切　木通锉碎　漏芦去芦头，各一两

上四味，除猪蹄汁外，粗捣筛，每服三钱匕，以煮猪蹄汁二盏，先煎药至一盏半，去滓，入葱豉五味等，并白米半合，煮作粥，任意食之。

猪蹄羹

治产后乳汁不下。

母猪蹄二只，净洗，锉　木通一两半，锉作寸段

上先将木通，以水五升，煎取四升，去木通，和猪蹄入五味，如常法煮羹，任意食。

又方：猪蹄一具，洗锉　粳米一合，净淘

上用不拘多少，入五味煮作羹，任意食，作粥亦得。

牛肉羹

治产后乳无汁。

牛鼻肉净洗，切作小片

上用水煮烂，入五味，如常法煮作羹，任意食之。

鹿肉臛

治产后乳无汁。

鹿肉四两，洗切

上用水三碗煮，入五味作臛，任意食之。

三肉羹

治产后乳汁不下。

龟肉二两，洗切　羊肉三两，洗切　獐肉三两，洗切

读经典 学养生

寿亲养老新书

SHOU
QIN
YANG
LAO
XIN
SHU

卷二

上用水不拘多少，入五味煮为臛，食之。

苏麻粥

治妇人产后有三种，疾郁冒则多汗，汗则大便秘，故难于用药，惟此粥最佳，且稳。

紫苏子 大麻子二味各半合，净洗，研极细，用水再研，滤汁二盏，分二次粥啜

上此粥不独产后可服，大抵老人诸虚，久风秘，皆得力。尝有一贵人母，年八十四，忽腹满头疼，恶心不能食，医家供补脾进食，治风清头目药，数日疾益，甚恳予辨之。予曰：误矣，此老人风秘，脏府壅滞聚膈中，则腹胀恶心不喜食，至巅头痛神昏。如得脏府流畅，诸疾悉去。予进此而气泄，下结粪如胡椒十余，少间通利，诸证悉去许学士方。

茯苓粥

治产后无所苦，欲睡而不得睡。

白茯苓去黑皮取末，半两 粳米一合

上二味，以米淘净煮粥半熟，即下茯苓末，粥熟，任意食之。

地黄粥

治初产，腹中恶血不下。

生地黄五两，捣绞汁三合 生姜捣绞，取汁

读经典学养生

寿亲养老新书

SHOU
QIN
YANG
LAO
XIN
SHU

卷二

二合　粳米净淘，三合

上先将米如常法煮粥，临熟下地黄及生姜汁，搅令匀，空服食之。

紫苋粥

治产前后赤白痢。

紫苋叶细锉，一握　粳米三合

上先以水煎苋叶取汁，去滓，下米煮粥，空心食之，立瘥。

滑石粥

治产后小便不利淋涩。

滑石半两，别研　瞿麦穗一两　粳米三合

上以水三升，先煎瞿麦取二升半，滤去滓，将汁入米，煮如常粥，将熟入盐少许，葱白三寸，方入滑石末，煮令稀稠得所。分作三度食之。

羊肉粥

治产后七日后，宜吃此粥。

白羊肉去脂膜，四两，细切　粳米净淘，三合　生地黄汁三合　桂去粗皮，锉取末，一分

上以水煮肉并米，熟后入地黄汁并桂末，令得所，以五味调和，空心任意食之。

读 寿
经 亲
典 养
　 老
学 新
养 书
生

SHOU
QIN
YANG
LAO
XIN
SHU

卷
二

猪肾粥

治产后寒热状如疟，猪肾粥方。

猪肾去脂膜，细切，一对　香豉一合　白粳米三合　葱三茎，细切

上四味，以水三升，煮猪肾豉葱至二升，去滓，下米煮如常法，以五味调和作粥食之。未瘥更作。

黄雌鸡饭

治产后虚羸，补益。

黄雌鸡一只，去毛及肚肠　生百合净洗，择一果　白粳米饭一盏

上将粳米饭、百合入在鸡腹内，以线缝定，用五味汁，煮鸡令熟，开肚取百合粳米饭，和鸡汁调和食之，食鸡肉亦妙。

黄雌鸡羹

治产后虚损。

黄雌鸡一只，肥者，理如食法　葱白五茎，切　粳米半升

上三味依常法，以五味调和，为羹任意食之。

猪肚羹

治产后积热劳极，四肢干瘦，饮食不生

肌肉。

獖猪肚一件，净洗，先以小麦煮，令半熟取出，肚细切，令安一处　黄芪锉碎，半两　人参三分　粳米三合　莲实锉碎，一两

上以水五升煮猪肚，入人参、黄芪、莲实。候烂，滤去药并肚，澄其汁令清，方入米煮，临熟入葱白五味调和作粥，任意食。

鲫鱼羹

治产后乳无汁。

鲫鱼一斤　蛴螬五个

上依常法煮羹，食后食之。

鲫鱼鲙

治产后赤白痢。

鲫鱼一斤，治如食法　莳萝　陈橘皮汤去白，焙　芜荑　干姜炮　胡椒各一钱，为末

上取鲫鱼作鲙，投热豉汁中，入盐、药末，搅调，空腹食之。

脯鸡糁

治产后心虚忪悸，遍身疼痛。

黄雌鸡一只，去毛头足肠胃，净洗，以小麦两合，水五升，煮鸡半熟，即取出鸡，去骨　蜀椒去目并闭口，炒汗出，取末一钱　柴胡去苗，二钱　干姜

读
经
典

寿
亲
养
老
新
书

学
养
生

SHOU
QIN
YANG
LAO
XIN
SHU

卷
二

末，半钱　粳米三合

上先取水，再煮鸡及米，令烂入葱、薤、椒、姜、柴胡末等，次又入五味盐酱，煎熟，任意食之。

猪肾臛

治产后风虚劳冷，百骨节疼，身体烦热。

猪肾一对，去脂膜，薄切　羊肾一对，去脂膜，薄切

上以五味并葱白豉为臛，如常食之，不拘时。

冬瓜拨刀

治产后血壅消渴，日夜不止。

冬瓜研，取汁，三合　小麦面四两　地黄汁三合

上三味一处搜和，如常面，切为拨刀，先将獐肉四两细切，用五味调和，煮汁熟后，却漉去肉，取汁，下拨刀面，煮令熟，不拘多少，任意食之。

煨猪肝

治产后赤白痢，腰腹疼痛，不能下食。

猪肝四两　芜荑末，一钱

188

上将猪肝薄切，糁芜荑末于肝叶上，五味调和，以湿纸裹，煻灰火煨熟，去纸食。

生藕汁饮

治产后恶血不利，壮热虚烦。

生藕汁　地黄汁各半盏　蜜一匙　淡竹叶一握，切，以水一盏半，煎取汁半盏

上四味同煎沸熟，温分三服，日二夜一。

又方：治妇人蓐中好食热面酒肉，变成渴燥。

生藕汁　生地黄汁各半盏

上二味相和，温暖分为三服。

小儿诸病

四米汤

治小儿泄注。

粱米　稻米　黍米各三合　蜡如半弹丸大

上以东流水二升，煮粱米三沸，绞去滓，以汁煮稻米三沸，去滓，用汁煮黍米三沸，绞去滓，置蜡于汁中，候蜡消。每服半合，空心午后各一，随儿大小增减。

牡丹粥

治小儿癖瘕病。

读经典学养生

寿亲养老新书

SHOU
QIN
YANG
LAO
XIN
SHU

卷二

寿亲养老新书

读经典 学养生

SHOU
QIN
YANG
LAO
XIN
SHU

卷二

牡丹叶　漏芦去芦头　决明子各一两半　雄猪肝去筋膜，切研，二两

上以水三升，煎前三味，去滓取一升半，入猪肝及入粳米二合，煮粥如常法。空腹食之，随儿大小加减。

扁豆粥

治小儿霍乱。

扁豆茎切焙，一升　人参二两

上以水三升，先煮扁豆茎，令熟，下人参，煎至二升，去滓，取汁煮粟米三合为粥，与乳母食。临乳儿时，先将去少许冷乳汁，然后，乳母常食此粥，佳。

猪子肝

治小儿久痢。

猪子肝一具

上切作片，炙熟，空心食之。

鸡子饵

治小儿秋夏中暴冷，忽下痢腹胀，乍寒乍热，渴甚。

鸡子二枚，去壳　胡粉半两，炒令黄　黄蜡一枣大

上先将黄蜡于铫子内，微火上熔，次下鸡

子黄及胡粉调和，候冷作饼与儿。空心午后食之，量儿大小增减。

牛乳饮

治小儿哕。

牛乳一合　生姜汁半合

上于银器中慢火同煎至六七沸，一岁儿饮半合，仍量儿大小以意加减。

甘草豆方

冬月小儿解诸热毒，老人亦宜服之。

大黑豆三升，净洗　甘草三两，细锉

上用水六升，煮令烂熟，时时以三五十颗与小儿食之，汁亦可服。又可用已煮过黑豆，入香药末，和匀，甑上蒸令香软，尤佳。

读经典学养生
寿亲养老新书

SHOU
QIN
YANG
LAO
XIN
SHU

卷二

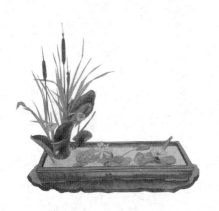

卷
三

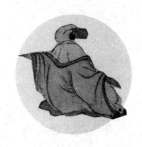

太上玉轴六字气诀

黄廷山人邹应博述

《道藏》[①]有《玉轴经》言五脏六腑之气，因五味薰灼不和，又六欲七情，积久生疾。内伤脏腑，外攻九窍，以至百骸受病。轻则痼癖，甚则盲废，又重则丧亡。故太上[②]悯之，以六字气诀，治五脏六腑之病。其法：以"呼"而自泻出脏腑之毒气；以"吸"而自采天地之清气以补之。当日小验，旬日大验，年后万病不生，延年益寿，卫生[③]之宝，非人[④]勿传。"呼"有六曰，呵、呼、呬、嘘、嘻、吹也。"吸"则一而已，"呼"有六者：以"呵"字治心气，以"呼"字治脾气，以"呬"字治肺气，以"嘘"字治肝气，以"嘻"字治胆气，以"吹"字治肾气。此六字气诀，分主五脏六腑也。凡天地之气，自子至巳，为六阳时。自午至亥，为六阴时。如阳时，则对东方勿尽闭窗户，然忌风入，乃解带正坐，扣齿三十六，以定神。先搅口中浊津，漱炼二三百下，候口中成清水，即低头向左而咽之，以意送下。候汩汩至腹间，即低头开口，先念"呵"字，以吐心中毒气。念时，耳不得闻"呵"字声，闻即气粗⑤，返损心气也。念毕，仰头闭口，以鼻徐徐吸天地之清气，以补心气。吸时耳亦不得闻吸声，闻即气粗。亦损心气也。但呵时令短，吸时令长，即吐少纳多也。吸讫，即又低头念"呵"字，耳复不得闻"呵"字声，呵讫，又仰头以鼻徐徐吸清气以补心，亦不可闻吸声。如此吸者六次，即心之毒气渐散，又以天地之清气补之。心之元气亦渐复矣。再又依此式念"呼"字耳亦不可闻"呼"声。又吸以补脾耳，亦不可闻吸声。如此者六，所以散脾毒而补脾元也。次又念"呬"字以泻肺毒，以吸而补肺元，亦须六次。次念"嘘"字以泻肝毒，以吸而补肝元。"嘻"以泻胆毒，吸以补胆元。"吹"以泻肾毒，吸以补肾元。如此者，并各六次，是谓小周。小周者，六六三十六也。三十六而六气遍，脏腑之毒气

寿亲养老新书

读经典 学养生

SHOU
QIN
YANG
LAO
XIN
SHU

卷三

渐消，病根渐除，祖气渐完矣。次看，是何脏腑受病，如眼病，即又念"嘘""嘻"二字各十八遍，仍每次以吸补之，总之为三十六。讫，是为中周，中周者第二次三十六，通为七十二也。次又再依前，"呵"、"呼"、"呬"、"嘘"、"嘻"、"吹"六字法，各为六次，并须呼以泻之，吸以补之。愈当精度，不可怠废。此第三次三十六也，是为大周。即总之为一百单八次，是谓百八诀也。午时属阴时，有病即对南方为之，南方属火，所以却阴毒也。然又不若子后巳前，面东之为阳时也。如早起床上，面东，将六字各为六次，是为小周，亦可治眼病也。凡眼中诸证，惟此诀能去之。他病亦然。神乎神乎，此太上之慈旨也。略见《玉轴真经》，而详则得之师授也。如病重者，每字作五十次，凡三百，而六腑周矣。乃漱炼咽液扣齿讫，复为之，又三百次。讫，复漱炼咽液扣齿如初。如此者三，即通为九百次，无病不愈。秘之秘之，非人勿传。

　　《四时摄养论》中有云：春，肝气盛者，调"嘘"气以利之。夏，心气盛者，调"呵"气以疏之。秋，肺气盛者，调"呬"气以泄之。冬，肾气盛者，调"吹"气以平之。"但言调此四气，而书中未详及四气之诀。今举曾叔祖朴庵《炎詹集》中《玉轴六气》全文以明之。黄玉窗云：爱山袁倅得朴庵亲传，每日子、午、卯、西四时，行持六字密室中，竹帘布帷隔风为上。亦尝得爱山亲授口诀云。

①《道藏》：道教经书总集，在历代帝王支持下由道士汇集编纂而成。

②太上：对太上老君即老子的称呼，亦是对得道成仙者的尊称。

③卫生：指防病养生。

④非人：非其人，这里的人指能领悟其中妙旨而又能勤而行之的人。

⑤气粗：指呼气过猛。

食后将息法

平旦点心讫，即自以热手摩腹。出门庭，行五六十步，消息之。中食后，还以热手摩腹。行一二百步缓缓行，勿令气急。行讫，还床偃卧。颗苏煎枣啜半升以下人参、茯苓、甘草等饮，觉似少热。即以麦冬、竹叶、茅根等饮，量性将理。食饱，不宜急行。及走，不宜大语、远唤人、嗔喜。卧睡觉，食散后，随其所业，不宜劳心力。腹空即须索食，不宜忍饥。生硬黏滑等物，多致霍乱。秋冬间，暖裹腹。腹中微似不安，即服厚朴、生姜等饮，如此将息，必无横疾。

寿亲养老新书

读经典　学养生

SHOU
QIN
YANG
LAO
XIN
SHU

卷
三

养性

鸡鸣时起，就卧床中导引，讫，栉漱即巾。正坐，量时，候寒温，吃点心，饭或粥。若服药，先饭食。服药吃酒消息讫，入静室，烧香诵经，洗雪心源，息其烦虑。良久事了，即出徐徐步庭院散气，地湿即勿行，但屋下东西步，令气散。家事付与儿子，不宜关心。平居不得嗔叫用力，饮酒至醉，并为大害。四时气候和畅之日，量其时节寒温，出门行三二里，及三百二百步为佳，量力行，但勿令气乏喘而已。亲故相访，间同行出游，百步或坐，量力谈笑，才得欢通，不可过度耳。人性非合道者，焉能无闷？须畜数百卷书：《易》《老庄》等第一。勤洗浣，以香沾之，身数沐浴令洁净，则神安道胜也。左上供使之人，得清净子弟，小心少过谦谨者。自然事闲，无物相恼，令人气和心。平凡人不能绝嗔，若用无理之人，易生嗔怒，妨人导性。

二篇之旨，养卫得理。皆沈存中《怀山录》所述。

安车

轮不欲高，高则摇车。身长六尺，可以卧也。其广合辙辋以索系合之，索如条大可也。车上设四柱，盖密帘、竹织、绢糊、黑漆。少加棕，棕重又蔽眼，害于观眺。箱高尺四寸，设茵荐之外，可以隐肘为法。车后为门，前设扶板，加于箱上，在前可凭，在后可倚。临时移徙，以铁距子簪于两箱之上。版可阔尺余，令可容书策及肴樽之类。箱下以版弥之，卧则障风。近后为窔户，以备仄卧观山也。车后施油幔，幔两头施轴如画帧，轴大如指，有雨则展之，傅于前柱。欲障日，障风，则半展或偏展一边，临时以铁距子簪于车盖梁及箱下，无用则卷之，立于车后。车前为纳陛，令可垂足而坐，要卧则以板梁之令平，琴、书、酒榼、扇、帽之类，挂车柱，及盖间、车后皆可也。

汉召申公以安车蒲轮。闵子骞、江革，皆尝为亲御车。邵康节诗云：喜醉岂无千日酒，惜花还有四时花。小车行处人观看，满洛城中都是家。又云：大菟子中消白日，小车儿上看青天。司马温公崇德待康节不至有诗云：淡日浓云合复开，碧嵩清洛远萦回。林端高阁望已久，花外小车犹未来。康节和章亦有"万花深处小车来"之句。老人游观，雅宜小车之适，存中《怀山录》以安车为首云。

游山具

游山客不可多，多则应接人事劳顿，有妨静赏，兼仆众所至扰人。今为三人，其诸应用物，

寿亲养老新书
读经典 学养生

SHOU
QIN
YANG
LAO
XIN
SHU

卷
三

共为两肩，三人荷之。操几杖持，盖杂使，更三人足矣。肩舆者未预，客有所携，则相照裁损。无须重复，惟轻简为便。器皿皆木漆，轻而远盗。惟酒杯或可用银，钱一二千，使人腰之，操几杖者可兼也。

行具二肩

甲肩

左衣箧一：

衣、被、枕、盥漱具、手巾、足巾、药、汤、梳。

上食匮一：

竹为之。二隔，并底盖为四，食盘子三，每盘果子楪十，矮酒榼一，可容数升，以备沽酒。匏一，杯三。漆筒合子贮脯修干果嘉蔬各数品，饼饵少许，以备饮食不时应猝。惟三食盘相重为一隔，其余分任之。暑月果修皆不须携。

乙肩

竹隔二，下为柜，上为虚隔。

左鬲上层书箱一：

纸、笔、墨、砚、剪刀、韵略、杂书册。

柜中食碗、碟各六，化箸各四。生果数物，削果刀子。

上隔上层：琴一，竹匣贮之。

折叠棋局一，柜中棋子。茶二三品：腊茶，

即碾熟者。盏托各三。瓢匕等。

附带杂物：小斧子、刀子、斸药锄子、蜡烛、拄杖、泥靴、雨伞、凉笠、食铫、虎子、急须子、油筒。

老人心闲无事，每喜出游。康节诗所谓"待天春暖秋凉日，是我东游西泛时"也，《《怀山录》》述游山之具，适用之宜。倪尚书思《经锄堂杂志》，记雪川城内外游赏去处凡四十二所。谓每月一游，则日日可度。每岁一游，则可阅三十年。日日游太频，劳费可厌。岁一游太疏。今酌其宜，每月往一处游。一月之中，又择良辰美景，具山殽野蔌，或邀一两宾，无宾携子弟同行。庶疏数得中，亦康节所谓"遍洛阳城皆可游"也。

居山约

余营兼山，本以藏拙，已就粗安，可以忘归。诸儿之意，眷恋挽留，又难遽绝。今与汝曹约：每月，二十日在山，十日在家。独甚暑甚寒两月，则全在家，恐山中不便也。山中不可独，须子弟一人侍。置历轮流，四子每人一旬，周而复始。其当旬者，饮膳之类，专一掌之，其余在家，有效时新，各随其意，多少不拘，无亦不责。其或有商议事，合要来此，不必当旬，自宜前禀。自六月为始，各于旬下书名，如当旬有私干，兄弟那容。倪尚书之子：祖仁、祖义、祖礼、祖智、祖信、祖常。祖常有最良之誉。

老人之性有喜山居者，沈存中云：山林深远，固是佳境。独往则多阻，数人则喧杂，必在人野相近，心远地偏，背山临流，气候高爽，土地良沃，泉石清美。如此得十亩平坦处，便可葺居。左上映带，冈阜形胜，最为上地。地势好则居者安也。缔造规模，从人意匠。中门外作池，可半亩，余种芰荷菱芡。绕池岸种甘菊，既可采又可观赏。

倚床

如今之倚床，但两向施档，齐高合曲尺上平。僧家亦有偏禅倚，亦有仄档。然高低不等，难为仄倚。若臂倚左档，则上档可几臂；倚上档，则左可几臂。左上几互倚，令人不倦。仍可左上盘足，或枕档角，欹眠无不便适。其度：座方二尺，足高一尺八寸，档高一尺五寸从地至档共高三尺三寸。木制藤绷，或竹为之。尺寸随人所便增损。

"饱食缓行初睡觉，一瓯新茗侍儿煎。脱巾斜倚绳床坐，风送水声来耳边。"裴晋公诗也。

醉床

为床长七尺，广三尺，高一尺八寸，自半

读经典学养生

寿亲养老新书

SHOU
QIN
YANG
LAO
XIN
SHU

卷三

以上，别为子面，嵌大床中间。子面广二尺五寸，长三尺，皆木制。韦综之韦综欲涩、欲眠，人身不退，韦下虚二寸，床底以板弥之，勿令通风。子面嵌下与大床平，一头施转轴。当大床中间子面底设一拐撑，分为五刻。子面首挂一枕，若欲危坐，即撑起，令子面直上，便可靠背，以枕承脑。欲稍偃，则退一刻。尽五刻，即与大床平矣。凡饮酒不宜便卧，当倚床而坐，稍倦则稍偃之。困即放平而卧，使一童移撑，高下如意。不须卧大床，以尽四体之适。大床两缘有二尺余，前后皆有，窈孔为直，凡孔其下为笋筍，欲倚手，则歙于各窈孔中。以上一床便于佚老，制度皆佳。

观雪庵

庵长九尺，阔八尺，高六尺，以轻木为格，纸糊之，三面如枕屏风，上以一格覆之。面前施夹幔，中间可容小坐床四具。不妨设火及饮具，随处移行，背风展之，迥地即就雪中卓之，比之毡帐轻而门阔，不碍瞻眺。施之别用皆可，不独观雪也。

此庵即东坡之择胜亭也。东坡守汝阴，作亭以帷幕为之，世所未有。《铭》略云：乃作新亭，筵楹栾梁。凿枘交设，合散靡常。赤油仰承，青幄四张。我所欲往，十夫可将，与水

寿亲养老新书

读经典 学养生

SHOU
QIN
YANG
LAO
XIN
SHU

卷三

升降，除地布床。又云：岂独临水，无适不脏。春朝花郊，秋夕月场，无胫而趋，无翼而翔。敞又改为，其费易偿。榜曰"择胜"，名实允当。观此铭，则其制度可备见也，子由亦云：子瞻以幄为亭，欲往即设，不常其处，名曰择胜作。四言一章，辙爱其文，故继之。略云：我兄和仲，塞刚立柔，视身如传，苟完不求。山盘水嬉，习气未瘳。岂以吾好，而俾民忧。颍尾甚清，颍曲孔幽。风有翠幄，雨有赤油。匪舟匪车，亦可相攸。养老奉亲者为之，良可以供游观之适云。

蒲花①褥

九月掇蒲，略蒸，不尔则生虫，曝令燥，投布囊中，捋取花如柳絮者。欲为坐褥或卧褥，以帛为方囊，满实蒲花，杖鞭令匀，厚五六寸许，其上复以褥表囊之，虚软温燠，他物无比。春间不御，则褫去褥表，出囊，复亢笀燥处，略曝之，岁岁如此。南方海闽中有木绵，亦不及蒲花之柔暖。

注

①蒲：多年生草本植物，生池沼中，高近两米。根茎长在泥里，可食。叶长而尖，可编席、制扇，夏天开黄色的花。

汤鎗^①

温酒，为铁铜鎗，深三寸，平底，可贮二寸汤。以酒杯排汤中，酒温即取。饮冬时拥炉静话，免使僮仆纷纷，殊益幽致。

①鎗（chēng）：鼎类，铛。

羊羔酒

米一石，如常法浸浆，肥羊肉七斤，曲十四两，诸曲皆可。将羊肉切作四方块烂煮，杏仁一斤同煮，留汁七斗许，拌米饭曲。更用木香一两同酝，不得犯水，十日熟，味极甘滑。

此宣和化成殿方。

雪花酒

羊精膂肉一斤，去筋膜，温水浸洗，批作薄片。用极好酒一升煮，令肉烂，细切研成膏。别用羊骨髓三两，肾窠脂一两，于银锅内溶作油，去滓。却入先研肉膏内并研令匀。又入龙脑少许拌和，倾入瓷瓶内候冷，每用时取出。切作薄片入酒杯中，以温酒浸饮之，龙脑候极温方入，如无脑入木香少许亦佳，二味各入少许尤佳。二酒宜为旨甘^①之奉。

①旨甘：美味的食物，常指养亲的食物。

荼蘼①酒

好酒一斗，用木香一块，以酒一杯于砂盆内，约磨下半钱许，用细绢滤入瓶，密封包。临饮，取荼蘼花英浮沉酒面，人不能辨查花和露红②小蓓。取十个去枝叶，用生纱袋盛挂于瓶口，近酒面一寸许，密封瓶口三两日可饮。或以黄柑皮旋滴汁数点于酒盏内亦佳。

此酒色香味三绝，宜奉老人清兴③，酴醾本酒名也。世所开花。元以其颜色似之。故取其名。唐书《百官志》，良酝④着令供酴醾酒。今人或取花以为枕囊，故黄山谷⑤诗云：名字因壶酒，风流付枕帏。

注

①荼蘼（mí）：酒名，不去滓的酒。一说重酿酒。
②查花：开放的花朵。查，同"奓"，打开。露红，形容花木色彩鲜艳，
③清兴：清高而雅致的兴趣。
④良酝：即良酿署。官名，掌供应宫廷所需之酒。
⑤黄山谷：即黄庭坚，字鲁直，号山谷道人，北宋词人、书法家。

香炭

以精石炭屑之，生葵叶杂捣为饼，钱大，曝干焚香。虽致冷湿地，火亦不灭，石炭相郡煤子最佳，余处者性，急动之则火灭。不得已清泉者次之，长泉者又为下。

一法杉炭末五两，胡粉、黄丹各一两，合捣为细末，着糯米胶和匀，作饼子，候干，火内烧通红，以纸灰埋香炉中焚香，经夕不灭不消。

降真香

虚堂清夜宴坐焚之，降真香一斤，沉香四两，龙脑一分，蜜和之。

茅香时烧少许亦佳，《本草》云：可入印香中，合香附子末用。

四品奇香

雪梅香　丁香一分沉檀半，胫炭筛研半两来。捻取些儿炉口爇，人人道是雪中梅。

江梅香　人人尽道是江梅，半两丁香一分茴。更用藿零俱半两，麝香少许是良媒。

百花香　一两甘松二两芎，麝香少许蜜和同。圆如弹子安炉上，恰似百花凝晓风。

长春香　二两笺香三两檀，麝香脑子一钱宽，华堂静处炉烟起，清韵长春赛蕙兰。

御爱四和香

沉香、檀香、降真、笺香、茅香、海螵蛸各一两　麝香二钱　樟脑一钱半　龙骨半两　蜜

上诸香锉碎，蜜和匀后，用龙骨、麝脑碾细和入，新瓦瓶内封闭，勿令气出，经三日方倾出，限三日过，遇四更时分，当天取露气天明便收阴干，如此三次，研为末，用蜜些子黄蜡调作饼子，用瓷器收，遇烧时用水一盏傍香炉边，方烧香。

香方甚多，独此方用龙骨锁住其烟不散，所以为妙。

试茶

采嫩芽先沸汤，乃投芽煮变色，挹取握去水，小焙中焙欲干，鎗内略炒，使香磨碾皆可。坐圃临泉，旋撷旋烹，芳新不类常韵。

香茶

上春①嫩茶芽，每五百钱重。以菉豆一升，去壳蒸焙。山药十两，一处细磨，别以脑、麝各半钱重，入盆同研，约二千杵，纳罐内密封。窨②三日后可以烹点，愈久香味愈佳。

注

①上春：孟春，农历五月。

②窨（xūn）：同"熏"。把茉莉花等放在茶叶中，使茶叶染上花的香味。

柏汤方

采嫩柏叶，线系垂桂一大瓮中，纸糊其口，经月取。如未甚干更闭之，至干取为末。如嫩草色，不用瓮，只密室中亦可。但不及瓮中者青翠，若见风则黄矣。此汤可以代茶，夜话饮之尤醒睡，饮茶多则伤人气，耗精害脾胃。柏汤甚有益，如太苦，则加少山芋尤佳。《外台秘要》有代茶新饮，然作药味，不若柏汤，隐居道话，尤助幽尚。

三妙汤

地黄、枸杞实各取汁一升，蜜半升，银器中同煎，如稀饧。每服一大匙，汤调酒调皆可。实气养血，久服弥益人。

干荔枝汤

蔗糖一斤，球糖亦好　大乌梅润者，二两，汤浸时复换水，澄去酸汁，不去核焙干　川桂去皮为末　生姜二两，薄切作片，焙干

上先将乌梅、生姜为细末，入在沙糖内，与桂末拌和匀，再取粗隔过，如茶点喫①，欲作膏子喫，乌梅用去核，修事如上法，不焙，

读经典 学养生

寿亲养老新书

SHOU
QIN
YANG
LAO
XIN
SHU

卷三

桂作小片为末，姜切片不焙，用水三碗，煎至二碗，汤调服，暑热心烦井水调服，叶龙图传暑月可常合服之。

①喫（chī）：同"吃"。

清韵汤

缩砂仁三两　石菖蒲一两　甘草半两

上末入盐点服。

橙汤

橙子十个　干山药一两　甘草二两　盐四两，炒　白梅①四两，槌碎，去仁核

上先用橙子、山药、甘草、白梅一处研细，捏作饼子，焙干为末，入檀香半两尤佳。

①白梅：《本草纲目·梅》："每实采半黄者，以烟熏为乌梅；青者盐腌曝干为白梅"。

桂花汤

黄桂花二斤，捡净去青柄，研细，以瓷器盛贮，覆合略蒸　干姜一两　甘草一两，略炒

上末和匀，量入炒盐，盛贮莫令漏气，如

常点服。

醍醐[1]汤

神曲二两　　盐十两，炒　　官桂二两　　甘草七
两　　乌梅八两，洗，拍碎　　干姜二两，煨

上先将五味焙干，为末，后入炒盐和匀作
一处，新瓷罐收。

①醍醐：本指酥酪上凝聚的油，后借指美酒、佳饮。

洞庭汤

真橘皮四两，不去白，去蒂，擘作小钱大，冷
水浸一宿，晒干　　生姜四两，净洗，擦

上将姜与橘皮同淹一宿，晒干焙干，入甘
草一两三钱炙黄，好白盐梅二十个去核，以白
面拍作片子，无油铫内煿干[1]，入炒白盐一两
半，同一处为末，沸汤点用。

①铫（diào）：一种带柄有嘴的小锅。煿（bó），
煎炒或烤干食物。

读经典学养生　寿亲养老新书

SHŌU
QIN
YANG
LAO
XIN
SHU

卷三

读经典 学养生

寿亲养老新书

SHOU
QIN
YANG
LAO
XIN
SHU

卷三

木瓜汤

生姜四两，取汁　木瓜十两　白盐五两　甘草五两　紫苏十两

上炒姜、盐，拌和苏、瓜、甘草，三日取出，晒干为末，沸汤点服，手足酸服之妙，又一方加缩砂、山药，炒为末，消食化气壮脾。

韵梅汤

半黄梅百个，槌，去仁　青椒四两，拣净秤　姜一斤，去皮研　甘草四两，炙为末　盐半斤

上件安净钵内，一处拌匀，烈日晒半月，以色变稍紫为度，更约度①稀稠得所为佳，须用晒半月日，安净瓶内，点用。已上诸方皆得之秘传，宜供汤药之用。

①约度：估计，估量。

熟水

稻叶、谷叶、楮叶、橘叶、樟叶，皆可采，阴干，纸囊悬之，用时火炙，使香汤沃，羃其口良久①。

前朝②翰林院定熟水以紫苏为上，沉香次之，麦门冬又次之，苏能下胸膈滞气，功效至大，炙苏须隔竹纸，不得飜，候香以汤先泡一次，

倾却再泡用，大能利气极佳。

①使香汤沃，幂（mì）其口良久：用开水冲沏，盖
好杯或茶壶闷一段时间。沃，浸泡，使没于水中。
幂，同"幂"，遮盖，覆盖。
②前朝：指元·邹铉之前的宋金时期。

晨朝补养药糜法

地黄粥

切地黄二合，候汤沸，与米同下鎗，先取
酥①二合，蜜一合，同炒令香熟，别贮之。候
粥欲熟乃下，同煮取熟。

①酥：即酥油，用牛羊奶制成的食品。

胡麻粥

乌油麻去皮蒸一炊，曝干，更炒令香熟。
每用白秔米一升，胡麻半升，如常煮粥法为之，
临熟加糖蜜任意，极香甘。胡麻多治之，临时
取用。

乳粥

牛羊乳皆可，先淅①细粳米，令精细控令

读经典 学养生
寿亲养老新书

SHOU
QIN
YANG
LAO
XIN
SHU

卷三

读经典 学养生

寿亲养老新书

SHOU
QIN
YANG
LAO
XIN
SHU

卷三

极干，乃煎乳令沸，一依用水法，乃投米煮之，候熟即挹置碗中。每碗下真酥半两置粥，上令自溶如油，遍覆粥上，食时旋搅，美无比。

①淅：洗米，淘米。

薯蓣粥薯蓣生于山者名山药，一名山芋

薯蓣生山者佳，圃种者无味，取去皮，细石上磨如糊。每椀粥用薯蓣一合，以酥二合蜜一合同炒令凝，以匙揉碎，粥欲熟投搅令匀，乃出。

栗粥

小栗去壳，切如米粒，每粳米一升，栗肉二合同米煮，更无他法。

百合粥

生百合一升切，蜜一两，同水窨熟，投欲熟粥中，每碗用三合。

麋角粥

新麋角一具，寸截，流水内浸三日，刷腥秽，以河水入砂瓶或银瓶内，以桑叶塞瓶口，勿令

漏气，炭火猛煮，时时看候，如汤耗，旋益热汤，一日许，其角烂似熟山芋，掐得酥软即止，未软更煮，慎勿漏气，漏气则难熟。取曝干为粉，其汁澄滤候清冷，以绵滤作胶片，碗盛风中吹干。麋角胶别入药，每粥一碗，入麋角粉五钱，盐一匙，同搅温服。

枸杞子粥

枸杞子生研，捩①取汁，每一碗粥可用汁一盏，加少熟蜜同煮。

①捩（liè）：按，挤压。

乌眼粥

新黑豆一斗，净淘入大釜中，如常用水煮令熟，摆取汁，再入釜，以熟麻油浸之，豆上油深四指，密盖之慢火煮，直候露出豆，即以匙拌转更煮，直令沥尽油即住。每粥一釜，可下熟豆三五碗，欲熟入，拌匀食之。

又法：白米二升，别煮令熟。大颗黑豆一升，先以薄灰汁煮豆令熟。漉出豆，却以清水烧沸，依前入豆再煮，透出灰气，漉出，却以沙糖六两，用水两碗，化滤过，入盐二两，酱三两，只用水取酱汁，同煮熟。桃仁、杏仁皆可为粥，生

寿亲养老新书

读经典 学养生

SHOU
QIN
YANG
LAO
XIN
SHU

卷
三

去皮尖，略炒令香，细研，水绞取浓汁，随意入粥中煮，临时加酥蜜亦可。金罂术煎亦可作粥，一如用糖法。

诸山蔬可作粥者皆只如菜粥法。《礼记·内则》言：子事父母，妇事舅姑，进盥授巾之后，问所欲而敬进之，以饘酏为先。饘厚粥，酏薄粥也。故此编详述《怀山录》中诸药糜法。陆放翁云：平旦粥后就枕，粥在腹中，暖而宜睡，天下第一乐也。

紫不托法

新黑豆煮取浓汁，搜面作汤饼，极甘美，能去面毒，令不蒸熟，服丹石人尤宜食此，杂莼菜①为羹，妙。

沈存中云：面治壅热，益气力，但不可多食，致令愤闷。料理有法，节而食之，馎饦、蒸饼及糕、索饼，起面等法。在《食经》中，此法用黑豆汁搜面，则无毒矣。

①莼（chún）菜：又名蓴菜、马蹄菜、湖菜等，是多年生水生宿根草本。性喜温暖，适宜在清水池生长。

造山药面法

取山药去皮薄切，日中曝干；柳箕中，挼[1]为粉，下筛。如常面食之，加酥蜜，为淳面尤精。益气力，长肌肉，久服轻身，耳目聪明，不饥延年。

①挼（ruó）：同"挼"，两手相摩，揉搓。

造干地黄法

九月末掘取肥大者，去须熟蒸，微曝干。又蒸曝干，食之如蜜，可停。

芭蕉脯

蕉根有两种，一种黏者，为糯蕉，可食。取作手大片，灰汁煮令熟，去灰汁，又以清水煮，易水令灰味尽，取压干，乃以盐酱、芜荑、椒、干姜、熟油、胡椒等杂物研浥[1]一两宿，出焙干，略搥令软，食之全类肥肉之味。

①浥（yì）：湿润。

牛蒡脯

十月以后取根洗干，去皮少煮，勿太烂。

硬者即熟煮，并揄令软。下杂料物如芭蕉脯法，泅焙取干。

笋脯一如牛蒡脯法。

莲房脯

取嫩莲房去蒂又去皮，入灰煮泅，一如芭蕉脯法。焙干，以石压令匾[1]，作片收之。

①匾（biǎn）：同"扁"。

蒨卜鲊[1]

蒨卜花即栀子也，采嫩花酿作鲊，极香美。白乐天方斋[2]，刘禹锡馈以菊苗齑、芦菔鲊，换取乐天六班茶二囊，以自醒酒。

①鲊（zhǎ）：本指一种用盐和红曲腌的鱼。后泛指盐腌食品。
②白乐天：即白居易，号乐天，晚年又号香山居士，我国唐代伟大的现实主义诗人，中国文学史上负有盛名且影响深远的诗人和文学家。斋，斋戒。

干蕨菜

采嫩蕨菜蒸熟，以干灰拌之，同曝极干，濯去灰，又曝干收之。临食，汤浸令软。味如合蕈①。

寿亲养老新书　读经典　学养生

SHOU
QIN
YANG
LAO
XIN
SHU

卷三

注

①蕈（xùn）：一种菌类食物。

石芥、荤菜

此二物极辛，为菹大佳。

苦益菜

苦益菜、青蘘、苦麻，皆可作羹。

苦麻即今俗谓之胡麻者，叶作羹，大甘滑其苗名青蘘。

松蕊

去赤皮取嫩白者，蜜渍之，略烧令蜜熟，勿太熟，极香脆。

白芷

蜜渍、糟脏、皆可食。

防风芽

防风芽如胭脂色，天门冬芽如马椿，芹菜，芎芽，又有蘼芜，枸杞芽，菊芽，荇菜，水藻，牛膝芽，地黄嫩叶，皆如常菜治之。

217

读经典 学养生 寿亲养老新书

SHOU
QIN
YANG
LAO
XIN
SHU

卷三

东坡诗云：秋来霜露满东园，芦菔生儿芥有孙。我与何曾同一饱，不知何苦食鸡豚。况药菜之佳乎。

水芹

立春前采嫩者，淘泽令极净，其间多沙石蝶虫。取得压干，只入盐油完椒，切薤白同入瓶中酿为醋。醋浸食之，甚佳。又可油炒，加盐酱亦善。

瓜齑[1]

生甜瓜，拣去未熟者。每十斤，随瓣切开，去瓤不用，就百沸汤，绰[2]过，以盐五两匀擦瓢转。豆豉末半升，酽醋[3]升半，面酱斤半，马芹、川椒、干姜、陈皮、甘草、茴香各半两，芜荑二两，并为细末，同瓜一处拌匀，入瓷瓮内腌压，于冷处顿之，经半月后则熟，瓜色明透，绝类琥珀，味甚香美。

注

①齑（jī）：细切后用醋、盐、酱等浸渍的蔬果或肉。如腌菜、酱菜、果酱之类。

②绰（chāo）：同"焯"。把蔬菜放到沸水里略微一煮就捞出。

③酽（yàn）醋：浓醋。酽，汁液浓，味厚。

菜齑

大菘菜[1]，丛采[2]，十字劈裂。莱菔，取紧小者，破作两半，同向日中晒，去水脚[3]。二件薄切作方片，如钱眼子大，入净罐中，以马芹、茴香、杂酒、醋、水等，令得所，调净盐浇之，随手举罐，撼触五七十次，密盖罐口，置灶上温处，仍日一次，如前法撼触，三日后可供。菜色青白间错，鲜洁可爱。

①大菘菜：即大白菜。

②丛采：整棵采收。

③去水脚：此处指去掉白菜、萝卜日晒后湿烂的败叶、脚料。

藕齑

嫩藕梢随意切作方块，如骰子大，蟹眼汤[1]内快手焯上。取牵牛花揉汁，腌染片时，投冷熟水中涤过控干。以马芹、盐花泡汤，入少醋，加蜜作齑，澄冷浇供之。

①蟹眼汤：即沸水。

读经典 学养生

寿亲养老新书

SHOU
QIN
YANG
LAO
XIN
SHU

卷三

豆甫

先取湿沙纳瓷器中，以绿豆匀撒其上，如种蓺[1]法，深桶覆腌室中，勿令见风日。一次掬水洒透，俟其苗长可尺许摘取，蟹眼汤焯过，以料甫供之。赤豆亦可种，然不如绿豆之佳。

①蓺（yì）：种植之意。

荠[1]羹

俗谓荠为东风菜，方言讹而为公爹菜，谓可以奉公爹也。

东坡《与徐十三书》云：今日食荠极美，天然之珍，虽不甘于五味，而有味外之美。其法，取荠一二升许，净择，入淘了米三合，冷水三升，生姜不去皮，搥两指大，同入釜中，浇生油一蚬壳，当于羹面上。不得触，触则生油气，不可食。不得入盐醋。君若知此味，则陆海八珍皆可厌也。天生此物，以为幽人山居之禄，辄以奉传不可忽也。羹以物覆则易热，而羹极烂乃佳也。

《本草》：荠和肝气明目。凡人夜则血归于肝，肝为宿血之脏。过三更不睡，则朝旦而色黄燥，意思荒浪，以血不得归故也。若肝气和则血脉流通，津液畅润。东坡尝有诗云："时绕麦田求野荠，强为僧舍煮山羹。"陆放翁亦有诗云："小着盐酰助滋味，微加姜桂助精神。风炉歊钵穷家活，妙诀何曾肯授人。"

注

①荠（qí）：十字花科荠属一年生或二年生草本植物，高可达50厘米，茎直立，基生叶丛生呈莲座状，叶柄长5～40毫米，萼片长圆形，花瓣白色，花期4～6个月。

笋鳜

东坡《回钱穆父书》：云竹萌蒙佳贶，取笋蕈荙心与鳜鱼相和，清水煮熟，用姜、芦菔自然汁，及酒三物等，入少盐，渐渐款洒之，过熟可食。不敢独味此，请依法，作与老嫂共之。

老人有性喜茹素，不忍害物者，菽水之奉，在嘉蔬药菜，料理如法，殊益于人。杞、菊、芎、术等，苗嫩时采食之，或煮、或齑、或炒、或罨，悉用土苏，咸豉汁加盐，下饮甚良。蔓菁作齑最妙。不断五辛者，春秋嫩韭，四时采薤甚益。绿豆、紫苏、乌麻须宜贮，俱能下气。其余豉酱之徒，食所不可少，皆须贮蓄。肉食，心不害物，但以钱买，犹愈于杀。第一戒，慎勿杀，然肉须新鲜，似有气息，则不宜食。烂脏损气，切须慎之戒之。

种植

庭槛园林间，种植可爱玩之物，如世间花果，人家自有，此不悉载。令抄东坡一书，诚斋一诗于后。

东坡《与程全父书》

白鹤峰新居成，从天侔求数色果木。太大则难活；小则老人不能待，当酌中者。又须土砧稍大，不伤根者。柑、橘、柚、荔枝、杨梅、枇杷、松、柏、含笑、栀子。

漫写此数品，不必皆有，仍告书记其东西。

诚斋《三三径》诗东园新开九径。江梅、海棠、桃李、橘、杏、红梅、碧桃、芙蓉，九种花木，各植一径，命曰：三三径。其诗云：

三径初开是蒋，卿再开三径是渊明。诚斋奄有三三径，一径花开一径行。

欧阳公《示谢道人种花》诗云：浅深红白宜相间，先后仍须次第栽。我欲四时携酒去，莫教一日不花开。

西园胡大壮一喜种花卉，以窥造化生育之妙，喜饮醇酎，以寓经纶燮理之方。

芸香

古人脏书谓之芸香是也，采置书帙中即去

蠹，置席下去蚤虱。栽园庭间，香闻数十步，极可爱。叶类豌豆，作小丛生，秋间叶上微白如粉，江南人谓之七里香，江南极多。大率香草，多只是花过则已，纵有叶香者，须采掇嗅之方香。此草远在数十步外此间已香，自春至秋不歇，绝可玩也。

茅香

闲地种之，可洗手，终日香。一年数次，刈闲屋中，时时烧少许，亦佳。《本草》云：苗叶可煮作浴汤，令人身香，同藁本尤佳，仍入印香中，合香附子用。

枸杞

拣好地，熟锄加粪讫，然后逐畦长开垄，深七八寸，令宽，乃取枸杞连茎，锉长四寸许，以草为索，慢束如羹碗大，于垄中立种之，每束相去一尺，下束讫，别调烂牛粪，稀如面糊，灌束子上，令满，减则更灌，然后以肥土壅之，满讫。土上更加熟牛粪，然后灌水，不久即生花，乃如剪韭法从一头起首割之，得半亩，料理如法，可供数人。其割时与地面平，高留则无叶，深剪则伤根。割仍避热及雨中，但早朝为佳。

又法：但作束子，掘坑方一尺，深于束子三寸，即下束子讫，着好粪满坑填之，以水沃

读经典 学养生

寿亲养老新书

SHOU
QIN
YANG
LAO
XIN
SHU

卷三

粪下，即更着粪填，以不减为度，令粪盖束子一二寸即得。生后极肥嫩，数锄壅，每月一加粪，尤佳。

又法：但畦中种子如种菜法，土粪下水。当年疏瘦，二年以后悉肥。勿令长苗，即不堪食。如食不尽，即煎作干菜，以备冬中。常使如此，从春及秋，其苗不绝。取甘州者为真，叶厚大者是有刺，叶小者是白棘，不堪服食。

又法：枸杞子于水盆内，挼令散讫，曝干。锄地作畦，畦中去却五六寸土，勿作垄，缚草瓢作稕，似臂长短，即以泥涂稕，令遍，以安垄中，即以子布泥上一面，令稀稠得所，乃以细土盖之令遍，又以烂牛粪盖上令遍，又布土一重，令与畦平。待苗出，时时浇灌，及堪采，即如剪韭法，更不要煮炼。每种用二月初一，每年但五度剪，不可过也。凡枸杞生西河郡谷中，及甘州者，其味过于蒲萄。今兰州西去邺城，灵州，九原并大，根茎尤大。

甘菊

移根最佳，若少时折取苗，乘雨湿种，便活。一年之后落遍地，长服却老。冬中收子，剪如韭法。

陆龟蒙《杞菊赋》云："惟杞与菊，偕寒互绿，或颖或苕，烟披雨沐。我衣败绨，我饭脱粟。

羞惭齿牙，苟且粱肉。蔓延骈罗，其生实多。尔杞未棘，尔菊未莎。其如予何，其如予何。"
东坡云："天随生自言常食杞菊，及夏五月，枝叶老硬，气味苦涩，犹食不已。余守胶西，与通守刘君循古城废圃，求杞菊食之，扪腹而笑，作后《杞菊赋》云：'人生一世，如屈伸肘。何者为贫，何者为富，何者为美，何者为陋？或糠核而瓠肥，或粱肉而墨瘦。何侯方丈，庾郎三韭。较丰约于梦寐，卒同归于一朽。吾方以杞为粱，以菊为糗。春食苗，夏食叶，秋食花实，而冬食根，尚庶几乎河西南阳之寿'。"
张南轩赋云："张子为江陵之数月，时方仲春，草木敷荣，经行郡圃，意有所欣，爰命采掇，付之庖人。汲清泉以细烹，屏五味而不亲，甘脆可口，蔚其芬馨。尽日为之加饭，而他物不足以前陈。"又云："天壤之间，孰为正味？厚或腊毒，淡乃其至。猩唇豹胎，徒取诡异；山鲜海错，纷纠莫计。苟滋味之或偏，在脏腑而成赘。惟杞与菊，微劲不苦，滑甘靡滞。非若它蔬，善呕走水。既瞭目而安神，复沃烦而涤秽。骄南阳于西河，又颓龄之可制。随寓必有，约居足恃。雪消壤肥，其茸葳蕤。与子婆娑，薄言掇之。古铫瓦盆，啜汁咀蔬。高论唐虞，咏歌《书》《诗》。嗟乎！微斯物，孰同先生之归。于是相属而歌，殆日晏以忘饥。"

寿亲养老新书

读经典 学养生

SHOU
QIN
YANG
LAO
XIN
SHU

卷
三

地黄

　　十二月耕地，至正月可止，三四遍细爬讫。然后作沟，沟阔一尺，两阔作一畦，畦阔四尺，其畦微高而平，硬甚不受雨水。苗未生，间得水即烂，畦中又拨作沟，沟深三寸，取地黄切长二寸，种于沟内讫，即以熟土盖之，其土厚三寸以上。每种一亩，用根五十斤，盖土讫，即取经冬烂草覆之。候芽稍出，以火烧其草，令烧去其苗。再生叶肥茂，根益壮。自春至秋，凡五六耘，不得锄。八月堪采根，至冬尤佳。若不采，其根太盛，春二月当宜出。之若秋采讫，至春不复更种。其生者，犹得三四年。但采讫，比及明年耨耘而已，参验古法，此为最良。按《本草》，二月、八月采，殊未穷物性也；八月残叶犹在，叶中精气未尽归根，二月新苗已生，根中精气已滋，不如冬月采殊妙。又与蒸曝相宜，古人云："二月、八月非为种者，将为野生，当须见苗矣。"欲食叶，但露散后摘取傍叶，勿损中心正叶，甚益人，胜诸药。

　　东坡诗云："地黄饲老马，可使光鉴人。吾闻乐天语，喻马施之身。白乐天《采地黄》诗：'凌晨荷锸去，薄暮不盈筐。携来朱家门，卖与白面郎，与君啖肥马，可使照地光，愿易马残粟，救此苦饥肠'。我衰正伏枥，垂耳气不振。移栽附沃壤《本草》：'古称地黄宜黄土。今不然，大宜肥壤虚地

读经典学养生 寿亲养老新书

SHOU
QIN
YANG
LAO
XIN
SHU

卷三

则根大而多汁'。蕃茂争新春。沉水得穄根言以
水沉而试之也。《日华子》云：'浮者名天黄；半
浮半沉者名人黄；沉者名地黄。其沉者佳也'。重
汤养陈薪于鼎釜水中，更以器盛水而煮，谓之重汤。
投以东阿清阿胶出东阿，其用皮有老少，则胶有清
浊。和以北海醇。崖蜜助甘冷，山姜发芳辛山姜，
木名，古方用术。融为寒食饧寒食日，研杏仁为酪，
以煮麦粥，以饧沃之。咽作瑞露珍。丹田自宿火，
渴肺还生津，愿饷内热子，一洗胸中尘。"

五加

取根，深掘肥地二尺，埋一根，令没旧痕，
甚易活。苗生，从一头剪取，每剪讫，锄土壅之。

五加，盖天有五车之星精也。金应五行，
人应五德，位应五方，物应五车。青精入茎，
有东方之液。白气入节，有西方之津。赤气入华，
有南方之光。玄精入根，有北方之粉。黄烟入皮，
有戊巳之灵。五神镇主，相转育成，用之者真仙，
服之者返婴。久服轻身耐老，明目下气，补中
益精，坚筋骨，强志意。五叶者良，叶可作蔬
菜食。五月、七月采茎，十月采根阴干。张子声、
杨建始、王叔才、于世彦皆服此酒，得寿三百年，
有子二十人。世世有得服五加酒散，而获延年者，
不可胜计。或只为散以代汤茶而饵之，验亦然也。

读经典 学养生

寿亲养老新书

SHOU
QIN
YANG
LAO
DI
XIN
SHU

卷三

青蘘胡麻苗也

取八棱者，畦中如菜法种之，生苗为菜食。秋间依此法种之，甚滑美。

百合

上好肥地，加粪熟锄讫。春中取根，大劈取瓣，于畦中如种蒜法，五寸一瓣种之。直作行，又加粪灌水，苗出即锄四边，令绝无草。春后看稀稠得所处，更别移亦得。畦中干即灌水。三年后，其大如拳，然后取食之。又取子种亦得，或一年以后，二年以来始生，甚迟，不如种瓣。

黄精

择取叶参差者是真，取根擘破稀种，一年以后极稠。种无时，其苗香美可食。

苜蓿

择肥地锄令熟，作垄种之，极益人。还须从一头剪，每剪加粪锄土拥之。

合欢萱草也

移根畦中稀种，一年自稠。春剪苗，食如枸杞。秋夏不堪食。

读经典 学养生
寿亲养老新书

SHOU
QIN
YANG
LAO
XIN
SHU

卷三

牛蒡

取子畦中种，种时乘雨即生。若有水不候雨也。地须加粪，灼然后肥。旱则沃水，剪如上法。菜中之尤益者，但多种，食苗及根茎，益于人。

莲子

八九月取坚黑子，瓦上磨尖头，直令皮薄，取墐土作熟泥，封如三指大长，使带头兼重，令磨须尖泥。欲种时，掷至池中，重头向下，自能周正，薄皮上易生，数日即出，不磨者率不可生。

藕

春初掘取藕三节，无损处，种入深泥，令到硬土，谷雨前种，当年有花。

藕可作粉，其法：取粗藕不限多少，净洗截断，浸三宿，数换水，看灼然洁净，然后漉出，碓中碎捣，以新布绞取汁，重捣取汁尽为度，又以密布滤去粗恶物，澄去清水，如稠难澄，以水搅之，然后澄，看水清即泻去，一如造米粉法。

鸡头

鸡头粉，取新熟者去皮，熟捣实如上法。

寿亲养老新书

读经典 学养生

SHOU
QIN
YANG
LAO
XIN
SHU

卷
三

菱角粉，去皮，如上法。

姜粉，以生姜研烂，揽汁，如上法，以和羹。

葛粉，去皮如上法，开胃止烦热。

茯苓粉，锉如弹子，以水浸，去赤汁如上法。

松柏粉，春采嫩叶如上法。须垂露采为之，经宿则无粉如嫩草，郁郁可爱。

脱果

木生之果，八月间以牛羊滓和土，包其鹤膝处彼端干相搂黄纹处如大杯，以纸裹囊覆之，麻绕令密致。重则以杖拄之，任其发花结实。明年夏秋间，试发一包视之，其根生则断其本，埋土中，其花实皆晏然不动，一如巨木所结。予在萧山县见山寺中橘木，止高一二尺，实皆如拳大，盖用此术也，大木亦可为之，尝见人家有老林檎，木根已蠹朽，圃人乃去木本二三尺许，如上法以土包之，一年后土中生根，乃截去近根处三尺许，包入地后，遂为完木。

凡种果木，须望前种，实多；望后种，实少。

百部

山地种之如，百合法，多种为佳，取根捼汁濯衣，令不生虱，仍洁白如用皂角也。

上自杞菊以次，为粥、为蔬、为脯、为粉，

须自种植充饶足用。百部之种，亦可为浣濯之供。

菖蒲石

怪石奇峰，以沙石器种之。旦暮易水则茂，水浊及有泥滓则萎。一寸九节者，服之可以乌髭，轻身延年。夜檠灯间置一两盆，可以收烟，不熏人眼。东坡诗云：碧玉碗盛红玛瑙，青盆水养石菖蒲。曾茶山云：窗明几净室空虚，尽道幽人一事无。莫道幽人无一事，汲泉承露养菖蒲。文石清漪，斯亦几案间良玩也。

相鹤

相鹤不必如《鹤经》所说，但取其标格立瘦，唳声清彻者为胜。凡老鹤所生，则气韵清古，三年顶赤则能唳。细论其法：颈欲细而长，身欲人立而不横，足欲瘦而节欲高。颈肥则类雁，身横则类鹜，胫粗韵俗则类鹳，声浊体肥则类鹅，皆下材也。为雏食鱼稻甚多，老则食谷渐少，甚老则不食。惟华亭县鹤窠村所出者为得地。他处虽时有，皆凡格也。养处须有广水茂木，风月清旷之地。尝食生物则格韵高野，畜之樊笼，饲以熟食，则多肥浊，而精彩羽毛日渐摧脏，类乎鸡矣。

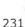

寿亲养老新书

读经典 学养生

SHOU
QIN
YANG
LAO
XIN
SHU

卷三

养龟

龟者寿物，养庭槛中，可以爱玩，愈于观他物。尤宜畜山龟，《尔雅》谓之摄龟者，腹下壳能开合，此龟唼蛇，蛇甚畏之，庭槛中养此龟，则蛇不复至。以至园圃中多畜之，大能辟蛇。兼此龟不赖水，陆地畜之不失其性，予在随州时，寓法云寺之后，有竹园，常苦多蛇，寺僧乃畜龟于园中，自尔不复有蛇。相鹤、养龟二事皆《怀山录》所述。

收画

子弟遇好图画，极宜收拾。在前士大夫家，有耕莘筑岩，钓渭浴沂，荀陈德星，李郭仙舟，蜀先主访草庐王，羲之会兰亭，陶渊明归去来，韩昌黎盘谷序，晋庐山十八贤，唐瀛洲十八学士，香山九老，洛阳耆英。古今事实皆绘为图，可以供老人闲玩，共宾友高谈。人物、山水、花卉、翎毛各有评品吟咏，亦以广后生见闻。梅兰竹石，尤为雅致。瑶池寿乡图庆，寿近年有《寿域图》，备列历代圣贤神仙茂寿者，丹青妆点，尤为奇玩。

王维字摩诘，九岁知属辞，擢进士，工草隶，善画。名盛于开元天宝间，宁薛诸王，待若师友，画思入神，至山平水远，云势石色，绘工以为天机所到。别墅在辋川，地奇胜，与裴迪游其中，赋诗相酬为乐。东坡云："味摩诘之诗，诗中有画；观摩诘之画，画中有诗。"秦太虚云："余为汝南，得疾卧直舍，高仲符携《辋川图》示余：'曰阅此可以疗疾。'余本江海人，得图喜甚，即使二儿从旁引之，阅于枕上，恍然若与摩诘入辋川，度华子冈，经孟城坳，憩辋口庄，泊文杏馆，上斤竹岭，并木兰柴，绝茱萸沜，蹑槐柏，窥尘柴，返于南北垞，航欹湖，戏柳浪，濯奕家濑，酌金屑泉。过白石滩，停竹里馆，转辛夷坞，抵漆园。幅巾杖履，棋弈茗饮，或赋诗自娱，忘其身之匏系于汝南，也数日疾良愈。"

龙眠居士李公麟，字伯时，能行草书，善画，尤工人物，人以比顾陆顾恺之、陆知微。晚年致仕归老，肆意于泉石间，作《龙眠山庄图》，为世所宝。韩子苍题《太乙真人莲叶图》云："太乙真人莲叶舟，脱巾露髪寒飕飕。轻风为帆浪为楫，卧看玉宇浮中流。流荡漾翠绡舞，稳如龙骧万斛举。不是峰头十丈花，世间那得叶如许。龙眠画手老入神，尺素幻出真天人。恍然坐我水仙府，苍烟万顷波粼粼。玉堂学士今刘向，禁直岩峣九天上。不须对此融心神，会植青藜夜相访。"观画之趣，二事可参。

置琴

朱文公《琴赞》云："养君中和之正性，

读经典 学养生

寿亲养老新书

SHOU
QIN
YANG
LAO
XIN
SHU

卷
三

禁尔忿欲之邪心，乾坤无言物有则，我欲与子钩其深。"欧阳公云："予尝有幽忧之疾，退而间居，不能治也。既而学琴于友人孙道滋，受宫声数引，久而乐之不知疾之在其体也。"夫疾生乎忧者也。药之毒者，能攻其疾之聚，而不若声之至者，能和其心之所不平，心而平，不和者和，则疾之忘也，宜哉。奉亲者能琴，时为亲庭鼓一、二操，亦足以娱悦其意，和平其心。

《琴师六言》云："擘、托、抹、挑、打、摘，先、后、轻、重、疾、徐，最是一般妙处，更要其人读书。"斯亦子弟脏修息游之一益云。

延[①]方士

湖州东林沈东老，能酿十八仙白酒，一日有客自号回道人，长揖于门曰："知公白酒新熟，远来相访，愿求一醉。"公见其风骨秀伟，跫然起迎，徐观其碧眼有光，与之语，其声清圆。于古今治乱，老、庄、浮图氏之理，无所不通知，其非尘埃中人也。因出酒器十数于席间，曰："闻道人善饮，欲以鼎先为寿，如何？"道人曰："饮器中，钟鼎为大，屈卮螺杯次之，梨花、蕉叶最小，请戒侍人次第速斟，当为公自小至大以饮之。"笑曰："有如顾恺之食蔗，渐入佳境也。"又约周而复始，常易器满斟于前，笑曰：

读经典学养生

寿亲养老新书

SHOU
QIN
YANG
LAO
XIN
SHU

"所谓'杯中酒不空'也。"回公兴至即举杯。常命东老鼓琴,回浩歌以和之。又尝围棋以相娱,止弈数子,辄拂去,笑曰:"只恐棋终烂斧柯。"回公自日中至暮,已饮数斗,无酒色。东老欲有所叩,回公曰:"闻公自能黄白之术,未尝妄用,且笃于孝义,又多阴功,此余每日所以来寻访,而将以发之也。"东老因叩长生轻举之术。回公曰:"四大假合之身,未可离形而顿去。"东老摄衣起谢:"有以喻之。"回公曰:"此古今所谓第一,最上极则处也。"饮将达旦,瓮中所酿,止留糟粕而无余沥。回公曰:"久不游浙中,今日为公而来,当留诗以赠。然吾不学世人用笔书。"乃就擘席上榴皮,画字题于庵壁,其色微黄而渐加黑。其诗云:"西邻已富忧不足,东老虽贫乐有余。白酒酿来缘好客,黄金散尽为收书。"已而告别,东老启门送之,天渐明矣,握手并行,至舍西石桥,回公先度,乘风而去,莫知所适。

注

①延:请。

延名衲①

成都一僧诵《法华经》,甚专,虽经兵乱,卒不能害。忽一山仆至云:"先生请师诵经。"

寿亲养老新书

读经典 学养生

SHOU
QIN
YANG
LAO
XIN
SHU

卷三

引行过溪岭数重，烟岚中一山居，仆曰："先生老病起晚，请诵《至宝塔品》。"见报，欲一听之，至此果出。野服杖藜，两耳垂肩，焚香听经罢，入不复出。以藤盘竹箸，秫饭一盂，杞菊数瓯，无盐酪，美若甘露，得衬钱一环。仆送出路口，问曰："先生何姓？"曰："姓孙。"问："何名？"仆于僧掌中书："思邈"二字，僧大骇，仆遽失之。三日山中寻求，竟迷旧路。归视衬资，乃金钱一百文也。由兹一饭，身轻无疾。天禧中，僧一百五十岁矣，后隐不见。

款延方士谈真谛，时约名缁听梵书，二士共谈，必说妙法，真有所遇，岂不乐哉。

注

①衲：僧人。

肃①客

朱文公晚年野服②见客，榜客位云："荥阳吕公尝言：'京洛致仕官与人相接，皆以闲居野服为礼，而叹外郡或不能然，其旨深矣。某叨恩致事，前此蒙宾客下访，初亦未敢援此，遂以老人野逸自居。近缘久病，难于动作，遂以野服从事，上衣下裳，大带方履，比之凉衫，自不为简，所便者束带足以为礼，解带足以燕居，且使穷乡下邑，复见京都旧俗之美，亦补助风

读经典 学养生

寿亲养老新书

SHOU
QIN
YANG
LAO
XIN
SHU

卷三

教之一端也。'又云：'衰病之余，不堪拜跪。亲旧相访，亦望察此。非应受者，并告权免。庶几还答，不至阙礼。'"

罗鹤林云："余尝于赵季仁处见其服，上衣下裳。衣用黄、白、青皆可，直领两带结之，缘以皂如道服，长与膝齐，裳必用黄，中及两旁皆四幅不相属。头带皆用一色，取黄裳之义。也别以白绢为大带，两旁以青或皂缘之，见侪辈则系带，见卑者则否，谓之野服，又谓之便服。"

①肃：躬身作揖，迎揖引进。
②野服：指村野平民服装。

记事

周益公云："苏子容闻人引故事，必令人检出处。司马温公闻新事，即便抄录，且记所言之人。故当时谚曰：'古事莫语子容，今事勿告君实。'"

司马公对宾客，无问贤愚长幼，悉以疑事问之。有草簿数枚，常致座间，苟有可取，随手抄录，或对客即书率以为常。其书字皆真谨。刘元城见时，已有三十余册。

读经典 学养生　寿亲养老新书

SHOU
QIN
YANG
LAO
XIN
SHU

卷三

曾祖南谷文靖公，叔祖朴庵提刑，皆有日记。朴庵所记，名《长生历》，有序云："司马温公日记，凡十年作一秩，一日之事，无论善恶必载焉。限以十年，所以推一期进德与否也。夫子三十而立，自是十年则有加于前矣。至从心之时，盖涉历四十年。圣人所以密推熟察，以自验其道艺所造，功力所成者至矣。夫甲乙周而时已久矣，时愈久而行愈进，此圣人之所以为圣人也。"温公之秩，岂其原亦出于此欤《长生历》亦十年为一秩。

二老相访

周益公以宰相退休，杨诚斋以秘书监退休，为庐陵二大老。益公尝访诚斋于南溪之上，留诗云："杨监全胜贺监家，赐湖岂比赐书华。回环自辟三三径，顷刻能开七七花。门外有田供伏腊，望中无处不烟霞。却惭下客非摩诘，无画无诗只漫夸。"诚斋和云："相国来临处士家，山间草木也光华。高轩行李能过李，小队寻花到浣花。留赠新诗光夺月，端令老子气成霞。未论脏去传贻厥，拈向田夫野老夸。"好事者绘以为图，诚斋题云："平叔曾过魏秀才，何如老子致元台。苍松白石青苔径，也不传呼宰相来。"用魏野诗翻案也，诚斋冢嗣东山先生伯子以集英殿修撰致仕家居，年八十，

读经典学养生　寿亲养老新书

SHOU
QIN
YANG
LAO
XIN
SHU

卷三

云巢曾无疑，益公门人也。年尤高。尝携茶袖诗访伯子。其诗云："褰衣不待履霜回，到得如今亦乐哉。泓颖有时供戏剧，轩裳无用任尘埃。眉头犹自怀千恨，兴到何如酒一杯。知道华山方睡觉，打门聊伴著奴来。"伯子和云："雪舟不肯半涂回，直到荒林意盛哉。篱菊苞时披宿雾，木犀香里绝纤埃。锦心绣口垂金薤，月露天浆贮玉杯。八十仙翁能许健，片云得得出巢来。"其风味庶几可亚前二老云。

二老相访，倡妍酬丽，四诗可观。放翁诗云："老人无一事，有兴即吟诗。"唱者和者，皆须兴到也。

储书

邵康节诗云："花木四时分景致，经书万卷号生涯。有人若问闲居处，道德坊中第一家。"欧阳文忠公《六一堂记》云："琴一张，棋一局，酒一壶，藏书一万卷，集录金石遗文一千卷，以吾一翁老于此五者之间，是为六一。"陆放翁《书巢记》云："陆子既老且病，犹不置读书，名其室曰'书巢'。吾室之内，或栖于椟，或陈于前，或枕藉①于床，俯仰四顾，无非书者。吾饮食起居，未尝不与书俱。间有意欲起，而乱书围之至不得行，辄自笑曰：'此非吾所谓巢者耶。'"二公盖储书以自佚②其老者也。

寿亲养老新书

读经典 学养生

SHOU
QIN
YANG
LAO
XIN
SHU

卷三

丁度③之祖颛，尽其家资以置书，至八千卷，且曰："吾聚书多矣，必有好学者为吾子孙。"度力学有守，登服勤词学科，仕至参政。曾子固④平生嗜书，家脏至六万余卷，手自雠对⑤，白首不倦，此储书以遗其子孙者也。《孟子》有贤父兄之言，惟以书教子弟者而后为贤。晋人有佳子弟之目，惟从父兄之教而知书者，而后为佳。

唐杜荀鹤⑥诗云："欺春只爱和醅酒⑦，讳老犹看夹注书。"放翁诗云："灯前目力依然在，且尽山房万卷书。"

欧公诗云："至哉天下乐，终日在书案。"家仲本云："至乐莫如读书，至要莫如教子。"又云："人家教子弟如养芝兰然，既积学以培植之，又须积德以浇灌之。"

子弟储书，正以备侍旁检阅。陈后山⑧左上图书，日以讨论为务，其志专欲以文章名后。世夜与诸生会宿，忽思一事，必明烛翻阅，得之乃已。或以为可待旦者，后山曰："不然，人情乐因循⑨，一放过则不复省⑩矣。"故其学甚博而精尤好经术，非如唐之诸子，作诗之外，他无所知。魏衍昌世亦彭城人，从后山学，年五十余，见异书犹手自抄写，脏书数千卷云。

读经典 学养生

寿亲养老新书

SHOU
QIN
YANG
LAO
XIN
SHU

卷三

注

①枕藉：物体纵横相枕而卧。言其多而杂乱。

②自佚：即"自逸"，自图安逸。

③丁度：北宋训诂学家，其祖父丁顗为北宋著名藏书家，尽其家资，藏书八千卷。

④曾子固：即曾巩，字子固，北宋文学家，"唐宋八大家"之一。

⑤雠（chou）对：校对。

⑥杜荀鹤：唐代诗人，字彦之，号九华山人。

⑦醅酒：未滤去糟的酒。

⑧陈后山：名师道，宋代诗人，江西诗派主要人物。

⑨因循：疏懒，闲散，延迟拖拉。

⑩省（xǐng）：记忆。

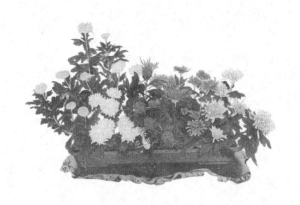

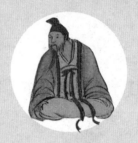

寿亲养老新书